U0295677

氢气医学

Hydrogen Medicine

主　编　孙学军

副主编　康志敏　刘文武　于观贞

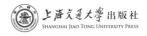

上海交通大学出版社
SHANGHAI JIAO TONG UNIVERSITY PRESS

内容提要

本书全面而系统地介绍了氢气相关物理、化学和生物学知识，重点介绍了氢气治疗疾病的主要机制，并详细介绍了目前使用氢气的多种主要途径，通过对氢气干预疾病、动物研究及临床文献的梳理，分析现阶段氢气在具体医疗过程中所发挥的价值。本书还讨论了氢气生物学的最新研究进展和存在的问题。本书既适合从事氢气相关健康产品研发的人员和开展氢气生物学研究的本科生、研究生、临床医生等专业人士参考，也可供希望了解氢气医学的相关人士阅读。

图书在版编目(CIP)数据

氢气医学/ 孙学军主编. —上海：上海交通大学出版社，2020（2022 重印）
ISBN 978－7－313－23887－0

Ⅰ.①氢… Ⅱ.①孙… Ⅲ.①氢气－应用－医学－研究 Ⅳ.①R

中国版本图书馆 CIP 数据核字(2020)第 197514 号

氢气医学
QINGQI YIXUE

主　　编：孙学军
出版发行：上海交通大学出版社　　　　　　地　　址：上海市番禺路 951 号
邮政编码：200030　　　　　　　　　　　　电　　话：021－64071208
印　　制：上海万卷印刷股份有限公司　　　经　　销：全国新华书店
开　　本：710 mm×1000 mm　1/16
字　　数：153 千字　　　　　　　　　　　印　　张：10.75
版　　次：2020 年 11 月第 1 版　　　　　　印　　次：2022 年 8 月第 4 次印刷
书　　号：ISBN 978－7－313－23887－0
定　　价：48.00 元

本书编委会

序一　氢气医学革命

　　我很荣幸介绍这本《氢气医学》中文著作给大家，本书主编孙学军教授是氢气医学领域的领军学者之一，作为他的挚友，欣闻他正着手编写本书。本人长期在线粒体功能领域开展研究，2005年启动氢分子生物学功能的研究，在长期线粒体功能研究的过程中，我们积累了许多氧化应激和活性氧方面的经验，这是2007年《自然医学》发表第一篇氢气医学论文的基础。这一论文非常幸运地启动了国际氢气医学效应的研究热潮。孙学军教授是较早跟踪这一研究领域的学者之一，我非常清楚地记得，当他告诉我，他的小组获得一系列新发现时，我非常吃惊，更让我惊喜的是，他们采用氢气饱和生理盐水腹腔和静脉注射方法治疗疾病，对氢气的临床应用来讲，这是一个绝妙的好主意。研究者们目前已经建立了多种利用氢气治疗疾病的技术，如吸入氢气、注射氢气生理盐水、饮用氢水、氢水沐浴等。在进行氢气医学研究的早期，人们仅把氢气作为一种抗氧化物质，目前的研究证明该气体具有更广泛的生物学功能：诱导抗氧化相关酶表达、通过下调系列促炎因子的表达减少炎症反应、降低细胞凋亡和提高能量代谢等。氢气医学效应的发现将对人类健康防护和疾病治疗理念带来革命性影响。我希望读者可以喜欢这本书，并致力于发展氢气医学研究事业。

太田成男

教授，日本医科大学医学院
老年和发育研究所
生物化学和细胞生物学系

Hydrogen Medicine Revolution

It is a great honor for me to introduce the publication of a book regarding "Hydrogen Medicine" in China. I am also very happy to hear that a special friend of mine, Dr. Xuejun Sun has edited this book, who is one of the pioneers on "Hydrogen Medicine". I launched the project on the biological function of molecular hydrogen in 2005 as the extension of mitochondrial research. Since I have had a lot of experience to manipulate oxidative stress or reactive oxygen species through the mitochondrial research, I was able to publish the first paper in *Nature Medicine* in 2007. The publication in *Nature Medicine* was quite lucky to announce the effects of hydrogen to the world. Xuejun has soon followed our results. I remember the e-mail message from him informing me that I would be surprised by the results by his group. In fact, I was really surprised to find the great application of hydrogen-rich saline, which can be used by intrapersonal or intravenous injection. That is a really good idea to develop the application of hydrogen. Now there are several methods to ingest hydrogen, including inhalation of hydrogen gas, injection of hydrogen-rich saline, drinking hydrogen-dissolved water and taking hydrogen bath to ingest hydrogen via the skin. In the beginning of the research, it was revealed that hydrogen acts as an anti-oxidant, but now it has been revealed that hydrogen has multi-functions in our body: hydrogen induces enzymes involved in anti-oxidation, down-regulates several pro-inflammatory cytokines to suppress inflammation, prevents apoptosis and enhances energy metabolism. The excellent orchestra of each function may give us a great benefit for the preventive or therapeutic applications. Indeed, clinical trials have stared for several disorders with great success. I hope that everybody would enjoy this book to develop the hydrogen medicine.

Shigeo Ohta

Professor, Department of Biochemistry and Cell Biology,

Institute of Development and Aging Sciences,

Graduate School of Medicine, Nippon Medical School, Japan

序二　氢气虽轻,内涵不轻

作为自然界最小的分子,氢气长期被生物和医学界忽视。最近数年的研究,特别是基础医学领域的众多研究证明,氢气可能是一种具有重要药理效应的分子。

氢气医学效应的发现和研究,可能仅仅是目前飞速发展的生命科学领域中的一朵小小浪花,也可能潜藏着重要而复杂的生命科学玄机,这需要更多相关学科的学者积极探索。该书主编是我国最早从事氢气医学研究的学者,也是国际上发表相关研究论文最多的学者之一,为这一领域的发展作出了很大的贡献。作为孙学军教授的朋友和同事,他在刚开始从事该领域研究的时期就与我进行了多次探讨,我也表示对该研究内容的认可和兴趣。虽然后来由于更多课题任务的影响没有直接从事该领域的研究,但我一直关注这一领域的发展,可以说是氢气医学效应研究的旁观者。常言道"旁观者清",我个人的看法是,氢气虽小,道理不小;氢气虽轻,内涵不轻。氢气医学将是一个具有极大理论价值和应用前景的研究方向。

我非常提倡和鼓励科学家们在积极开展科学研究的同时,也做好科学普及工作,以回馈社会、回馈纳税人。孙学军教授课题组在开展氢气医学效应研究的同时,收集整理了大量的相关资料,认真撰写科学普及书籍,是非常值得提倡和称赞的。该书行文流畅,引经据典,内容丰富,不仅有大量严谨的科研结果,还有不少饶有趣味的传说故事,同时具备很强的科学性、可读性和实用性。相信该书的出版会对氢气医学的研究和氢气的应用起到巨大的推动作用。

海军军医大学药学院教授

法国药学科学院外籍院士

序三 "氢复苏"：氢气医学的临床应用探索

　　孙学军教授是原第二军医大学(现在改为海军军医大学)海军医学系的一名潜水医学专家,作为一个特殊的军事应用学科,潜水医学对各类高气压环境使用的气体进行深入的研究和探索。孙教授带领他的团队不懈努力,实现了氢气从潜水医学应用到临床疾病研究的转换。氢气医学作为一门新兴的学科,在 10 余年的研究历程中取得了显著的发展和进步。

　　我很早就听过孙学军教授关于氢气医学研究进展的报告。2011 年,我的研究生在一项富氢乳酸林格氏液用于烧伤休克复苏的动物实验中,发现该液体比传统的乳酸林格氏液具有更好的复苏疗效。据此,我们提出了"氢复苏"的概念,认为虽然来自肠道的氢气在正常情况下就是一种内源性保护剂,但在烧伤休克状态下,内源性氢气不足以对抗体内的高氧化应激和过度炎症反应,可以考虑适当补充氢气作为治疗策略。相信氢气医学的发展会让更多的人受益!

　　十二年是一个轮回,在氢气医学发展了十二周年的时节,孙教授辛苦编写专著并出版,对激发更多专家学者关注氢气医学、相关学术研究深入开展和相关产业发展壮大有着重要意义。

中国工程院院士

上海长海医院烧伤科主任

2019 年 12 月 5 日于上海

序四　研究氢气医学,源于探索人类健康的初心

　　孙学军教授从 2007 年开始开展氢气医学研究,经过近 6 年的研究积累,曾于 2013 年出版《氢分子生物学》,为从事氢气医学领域的人们提供了重要参考。在这个基础上,作者又经过 6 年多的时间探索和思考并撰写本书,本书下篇的内容正是作者从事氢气医学领域研究 12 年来的一些体会和思考,凝聚了作者的宝贵经验和智慧,相信会给各个领域的读者带去帮助。

　　孙教授总结说"没有氧气活不了,没有氢气活不好",我觉得这句话道出了氢气医学的本质。氢气医学的本质就是要让人们活得更好。利用氢气治病是重要和有意义的,氢气用于疾病预防也同样重要。目前大健康是一个国家战略,国务院还发布了《"健康中国 2030"规划纲要》,在这样的大形势下,氢气在大健康领域将会发挥非常重要的作用,而且发展空间会越来越大。所以氢气医学研究和转化对于我们来说是一片蓝海,非常值得深入研究和探讨,这些研究最终将造福人类健康,氢气医学会是一个非常有意义和前景的领域。

　　谈谈我与氢气的结缘。我是从事镁材料研究的,镁作为可降解生物植入材料在医学上可发挥重要作用,镁降解的产物之一就是氢气,我一直在思考探索氢气对机体产生怎样的影响,遂与氢气医学结缘。另外,由于镁很活泼,很容易氧化,我们采用氢气与镁反应产生氢化镁以达到阻止镁氧化的目的,却又意外地与氢能源结缘。镁作为氢气储存的介质,研发的镁基固态储氢材料在氢气储存和运输上具有巨大的应用价值。随着氢气医学、氢气农学的发展,镁基固态储氢材料在氢气医学和氢气农学领域也展示了很大的

应用前景。源于对氢气的兴趣和期盼,我们于 2019 年成立上海交通大学氢科学中心,这是一个致力于氢能源、氢气医学和氢气农学前沿基础研究的平台。我相信在氢科学领域有志之士的共同努力下,氢科学必将助力我们人类的健康生活。

　　一本书从撰写到出版,无不凝聚了作者大量的心血和智慧,不是源于初心的坚持,可能不一定能圆满完成并付梓。科学的发展需要有更多的专业资料和书刊作为养料,希望这本书能够成为氢气医学发展历程中的"指路明灯",也希望有更多氢科学专著问世,共同推动氢科学的发展。

中国工程院院士

上海交通大学氢科学中心主任

2020 年 1 月 10 日于上海

前　　言

氢气将成为人类健康的"保护神"。

氧气是需氧生物维持生命不可缺少的物质。氧气之所以重要和不可缺少，是因为氧气是人体内唯一的电子最终接受体，没有氧气，细胞就不能持续进行物质和能量代谢，就不能从营养物质中获得供机体一切生命活动所需要的能量。但是，任何事情都具有两面性，氧气也不例外，当人长期吸入浓度超过50％的氧气时，就可能产生毒性引起肺损伤，这种因吸氧导致的毒性就是肺型氧中毒，呼吸氧分压超过3个大气压的高压氧则可以导致脑型氧中毒引起癫痫样发作。

目前认为，氧气的毒性是由于身体内产生了过多的活性氧。活性氧是指那些含氧的自由基和非自由基氧的衍生物，体内最常见的活性氧包括超氧阴离子、过氧化氢和一氧化氮等，活性氧是需氧生物如人体内具有较强反应活性的含氧基团。

了解活性氧，首先要了解自由基。所谓自由基是指那些拥有不成对电子的化学基团，可以是离子、分子和原子。自由基是容易接受或失去电子的物质。接受电子是被还原，失去电子是被氧化，因此自由基是具有比较强的氧化性或还原性的物质。许多人曾经认为，自由基是造成各种疾病的元凶，只要能清除自由基就可以包治百病。目前看来，这个观点片面且错误。尽管自由基水平超过一定限度会造成机体损伤，但很多正常的自由基也是维持机体健康不可缺少的条件。

人体生命活动离不开自由基。一氧化氮是机体内重要的信号分子，具有非常广泛的生物学作用，血管内皮细胞缺少一氧化氮，血压将难以维持正常水平,一氧化氮就是一种重要的活性氧和自由基。机体多种活动依赖的能量需要通过能量代谢提供,能量代谢由一系列生物化学反应实现,这些生物化学反应中最重要最常见的就是氧化还原反应,其中大部分氧化还原反应属于自由基反应,所以,没有自由基反应就无法实现能量代谢。氧气、活性氧和自由基都是生命活动不可缺少的物质。

研究活性氧和自由基过度增加引起氧化损伤的课题,最常见的误解是把所有自由基简单地作为一个整体清除,没有考虑到机体内某些活性氧如超氧阴离子、过氧化氢和一氧化氮等是机体生命活动必需的物质,而羟自由基、亚硝酸阴离子和次氯酸根等自由基活性特别强,非常容易与细胞内的蛋白质、核酸、脂质等重要生物大分子发生不可逆化学反应,导致这些分子发生致命性氧化损伤,这几乎是人类所有疾病发生发展的最常见和最基本的病理生理机制。这些自由基才是有必要清除的有害物质。

大量基础和临床医学研究证明,心脑血管疾病、炎症、恶性肿瘤、糖尿病和动脉硬化等常见人类疾病全部都与自由基引起的氧化损伤有关。体内自由基应分成两大类,一类含量多、活性弱且对机体有利,另一类含量少、活性强且对机体有害。基于这些认识,采用强还原性物质如维生素类来中和自由基治疗疾病有一定副作用。它会不加选择地中和含量高、活性弱、对机体有利的活性氧,对正常生命活动产生不利影响,只有选择性中和活性强的对机体有害的活性氧,就是说具有选择性抗氧化作用的物质才是理想的抗氧化手段。大量生物学研究证据表明,氢气具有选择性中和羟自由基和亚硝酸阴离子的作用,这是氢气对抗氧化损伤治疗疾病的基础。

研究表明,氢气能治疗的疾病类型非常多(如恶性肿瘤、结肠炎、一氧化碳中毒后脑病、脑缺血、阿尔茨海默病、帕金森病、抑郁症、脊髓损伤、皮肤过敏、Ⅱ型糖尿病、急性胰腺炎、器官移植损伤、小肠缺血、系统炎症反应、放射损伤、视网膜损伤和耳聋等),但是目前大部分研究停留在动物和细胞研究水平,未来还需要大样本临床人群研究来证实氢气对某些具体疾病的治疗效果。

如何使用氢气是我们面临的重要问题。目前使用氢气的方式主要有四种:呼吸含有氢气的混合气体,饮用或注射含氢气的溶液,氢溶液皮肤淋浴或者泡浴,诱导体内氢气产生的药物、食品和方法。从实用和经济角度考虑,饮用含氢气的水是比较理想的方法。许多公司研发了氢气相关产品,这些产品已经在日本、中国台湾和中国香港等国家和地区被大量人群使用,相信氢气相关产品和氢气医学的研究将给我们的民众带来一种全新的更加科学的健康保护概念和生活方式。

海军军医大学海军医学系教授
上海交通大学氢科学中心兼职教授
西安交通大学生命科学学院兼职教授
中国医促会氢分子生物医学分会主任委员

目　　录

上篇　氢气医学的生物学基础

下篇　孙学军谈氢气医学

上 篇

氢气医学的生物学基础

第1章　氢气的物理和化学

　　氢气是氢元素的最简单分子形式,受人类自身知识和各种因素限制,过去人类对氢气的医学生物学效应研究很少,近10年来的大量研究发现氢气具有非常神奇的医学生物学效应,氢气医学效应背后可能隐藏着巨大的秘密。

　　要全面理解氢气的医学生物学效应,首先必须了解氢气发现的历史、氢气的理化性质和氢元素的特点,这些都是与氢气医学效应关系密切的性质,对于理解和研究氢气的生物学作用机制非常重要。因此,本章将介绍氢元素、氢气的发现历史和氢气的物理、化学性质。

　　德国著名天体物理学家 A. H. G. 博尔纳(Albert Hermann Gerhard Boerner)曾经说过:"氢是宇宙中最重要的成分。"宇宙中除暗物质暗能量外,75%以上的有形物质是由结构最简单的氢元素组成的。大部分氢原子是由包含一个质子的原子核和一个核外电子组成。人是自然界最复杂的物质形式,人体主要也是由以氢元素为主的有机碳氢化合物和水分子组成的。

　　从物理性质角度看,氢气在水中的溶解度非常低,在室温和常压条件下,一升水在溶解度达到饱和状态时大约可以溶解0.8毫摩尔氢气,这一浓度虽然看起来比较低,但这是生物学体系中常见的活性物质浓度范围,也是氢气具有医学生物学效应的剂量前提。氢气是一种化学性质比较稳定的分子,其中最显著的化学性质是还原性。过去的观点认为,氢气直接与其他物质发生反应需要一定的温度和浓度等条件,生物体系中不具备这样的条件,因此认为氢气不具有生物学效应。但是生物体系的反应是在多种酶催化的条件下进行的,例如最近有人发现氢气可以被机体和细胞线粒体代谢,提示氢气与其他物质发生反应是非常可能的。况且不发生或很难发生化学反应也不是产生生物学效应的必要条件,生物体内可能存在我们不了解的能促进氢气与其他物质发生反应的条件,这是氢气发挥生物学效应的化学基础。

1.1　氢——宇宙一号元素

氢(hydrogen)是一种化学元素,在元素周期表中位于第一位,元素符号是 H,是自然界最小的原子。有人说世界起源于自然法则,也有人说起源于氢元素。无论怎么说,在宇宙、银河系、太阳、行星、卫星演变以及漫长精彩的各类生命起源和进化过程中,氢元素都无处不在,并一直扮演着重要角色。

2018 年 3 月 14 日,英国著名理论物理学家斯蒂芬·威廉·霍金(Stephen William Hawking)去世,霍金研究的黑洞和宇宙论对普通人来说实在难以全面理解,我们暂且不去追究他的理论是否完全正确,从历史发展角度看,将来应该有更理想的理论来解释这些现象。目前他的理论是公认比较正确的,阐述宇宙产生的系统学说。

为了清楚阐述量子力学如何影响宇宙的起源和命运,霍金提出了“热大爆炸模型”。这一观点认为,我们的宇宙是起源于 150 亿年前密度无限大、温度无限高和体积无限小的一个奇点的爆炸。那就是宇宙的起源,也是时间和空间的起源。大爆炸模型假定,从大爆炸开始的那一刻起,宇宙就按照弗里德曼模型演化。所谓弗里德曼模型,是指在宇宙膨胀过程中,宇宙中任何物体都会因为辐射而降低温度。温度是微观粒子平均运动速度的整体或宏观体现,粒子运动速度越快,则宏观温度越高,反之亦然。宇宙降温会对其中的物质状态产生巨大影响。在非常高的温度下,粒子运动得非常快,甚至能逃脱任何核力或电磁力的吸引(此时无法形成原子)。当温度逐渐降低时,互相吸引的核力或电磁力使粒子开始相互结合。更重要的是,存在于宇宙中的粒子种类也依赖于温度高低发生变化。

在大爆炸后的大约 100 秒,温度从无限大迅速降低到了 10 亿摄氏度。在此温度下,质子和中子不再有足够的能量逃脱粒子之间强核力的相互吸引,开始结合产生氘(重氢)的原子核。氘核包含一个质子和一个中子,所以宇宙演化过程中出现的第一类原子核就是氘核。然后氘核与更多质子、中子相结合形成氦核,它包含两个质子和两个中子,还产生了少量的两种更重的元素锂和铍。余下的中子会衰变成质子和电子,质子不需要与任何粒子结合,本身就是氕原子的核,也是我们所熟悉的氢离子。也就是说,在原子形成过程中,先有重氢原子核,然后有氕原子核;先形成原子核,后来才出现原子。

大爆炸后的 4 分钟,氦和其他元素原子核的产生就基本停止了。从宏观上考虑,此后 30 万年左右,宇宙仅仅只是继续膨胀,没有发生什么颠覆性的变化。最后,一旦温度降低到几千摄氏度,电子和核子不再有足够能量去抵抗它们之间的电磁吸引力,开始结合形成原子。在大爆炸发生 30 万年后,质子与电子结合,宇宙中最伟大最重要的成员氢原子诞生了。

随着时间流逝,星系中的氢气和氦气被分割成更小的星云,它们在自身引力下坍缩。它们收缩时原子互相碰撞,气体温度不断升高,到一定程度后,热得足以开始发生热核聚变反应。这些反应将更多的氢转变成氦,释放的热升高了压强,使星云不再继续收缩。如同太阳一样,它们将氢燃烧成氦,并将得到的能量以热和光的形式辐射出来。它们会稳定地在这种状态下停留一段很长的时间。质量更大的恒星需要变得更热,以平衡它们更强的自身引力,它们的核聚变反应进行得极快,以至于它们在一亿年这么短的时间里,就将全部氢消耗完,并给生命进化的行星提供光和热。

无论我们现在的宇宙是不是真如上述所描述的样子形成,科学观测表明,组成宇宙的成分中,90% 是氢元素,9% 是氦元素。我们生活的地球的成分组成与此不同,地壳中各主要元素的含量从高到低依次为氧、硅、铝、铁、钙、钠、钾、镁、氢,成分百分比分别为:氧 48.06%、硅 26.30%、铝 7.73%、铁 4.75%、钙 3.45%、钠 2.74%、钾 2.47%、镁 2.00%、氢 0.76%。不过像地球这样的星球,并不是宇宙的主要成分。太阳这样分量更大的恒星才是宇宙的主要成员,是决定宇宙成分的主要因素。

博尔纳认为,"氢是宇宙中最重要的成分"。氢是宇宙元素的观点,可以从含量、结构和功能三个方面来说明。第一,氢元素是宇宙的基本成分和最主要成分,在宇宙所有元素中占 90%,其他元素也都是由氢元素演变而成。第二,氢元素是结构最简单的元素。第三,氢元素是宇宙中各类能量转化的枢纽,氢元素聚变是太阳等恒星产热的基础,生物能量转化也是以传递氢原子的方式进行。

华盛顿大学物理学教授约翰·里格登(John Rigden)写了一部关于氢的著名科普书《氢的传奇》,2002 年该书被《发现》杂志选为最佳科普著作。里格登这样评价氢,"我们对物质世界的认识,小到最基本原子,大到宇宙本身,都可以由氢贯穿起来"。在这本书中,里格登给我们展示了氢在科学发展历史中的独特魅力,氢原子结构最简单,也最为独特,数百年来,氢元素一直吸引着世界顶级科学家的兴趣和关注。

德国科学家在《自然》杂志的研究报道,从遗传角度再次确认,地球生命始祖是一种依靠氢气为能量的微生物。这一发现与过去通过地质学研究和海底微生物研究获得的结论类似,进一步确定了祖先生物的特征。过去科学家根据生命起源的地球环境,曾经推测原始生命是依靠氢气为能源的观点。对许多地球深部岩石的勘探也证明,在生命起源的地质年代,空气和水中都含有大量氢气。最近大量证据表明,作为所有真核细胞能量代谢的核心细胞器,线粒体就是进化自能制造氢气的原始变形菌。生物信息学研究表明,细菌代谢氢气的氢化酶和真核细胞线粒体电子传递链的复合物Ⅰ功能亚基属于同源分子,提示氢气可能会影响细胞能量代谢的核心过程。总之,从基因到表型,从环境进化到能量代谢,从理论到实际证据,都说明氢气是生命诞生的必要条件。

氢气作为生命能源的基本供体,对许多生物分子和生物化学过程产生调节和影响,几乎就是一种必然。最近大量医学研究发现,氢气对人和动物疾病有预防作用,还可以调节植物和微生物的生长,防护植物疾病损伤。这些证据都提示氢气这种生命气体分子仍然具有产生巨大生物活性的潜力,这非常符合逻辑和预期,可以认为氢气是生命之父。

　　笔者认为,氢元素就是为科学而生,围绕氢气的研究就是一部自然科学传奇。氢气现在进入医学生物学家的视野,又将在生物医学领域演绎传奇。巧合的是,有机生命组成最多的元素也是氢,作为电子传递介质,氢元素也是生命能量转化的中心成员,而生命内环境最重要的成分水主要也是由氢元素组成。因此可以说,氢元素不仅是宇宙元素,也是生命元素。

1.2　氢元素和氢气

　　氢是唯一由几种同位素共同组成的物质元素。自然界中存在的氢同位素有氕(protium)、氘(deuterium)和氚(tritium)三种。以人工方法合成的同位素还有^{4}H、^{5}H、^{6}H 和^{7}H 等。氕是自然界中含量最多的氢同位素,丰度达 99.98%,氕原子核只有一个质子,不含中子,是构造最简单的原子(见图 1-1)。

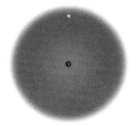

图 1-1　氢原子的玻尔模型

　　氘是含量第二的氢同位素,在海水中氘的浓度大约是 155 ppm[①],氘氢键能产生更强的蒸发分离效应,在高原极地冰中氘的含量是 140 ppm 左右。虽然氘的含量比较少,但由于氢同位素效应是所有元素中最显著的,氘的生物学效应也受到学者关注。有概念认为冰川水和低氘水是功能水,低氘水支持者认为,氢键影响生命体所有反应和结构构成,是水、蛋白质和核酸等重要生物分子结构形成的最基本化学形式。由于同位素效应,氘形成的氢键键能比氕高,生物体系内氘比例改变必然对生物过程产生影响。1974 年,T. R. 格里菲思(T. R. Griffiths)根据氘的同位素效应,还有氘水对许多生物的毒性作用等现象,提出氘加速衰老、影响DNA 反应酶活性的假说。此后一些学者开始对低氘水生物效应进行研究。其中比较著名的是匈牙利生物学家 G. 索姆利艾(Gabor Somylai)博士,他发现低氘水能显著抑制肿瘤细胞的分裂繁殖。索姆利艾博士用低

---

　　①　ppm 表示百万分之一,1 ppm＝1×10^{-6},行业惯用。

氕水对癌症、糖尿病等疾病进行临床研究，发现低氕水具有一定抗癌和抗糖尿病效果。目前低氕水生物医学研究总体规模非常小，尚没有得到主流医学的认可。

作为最简单的原子，氢在原子物理领域有特别的理论研究价值。众多科学家对氢原子的光谱、能级、成键等方面不断深入研究，对量子力学和生命科学领域的人类革命性发现起到了十分关键的作用。

根据核外电子的不同，氢原子有氢阴离子、氢阳离子和氢原子三种存在方式。在氢离子化合物中，氢原子得到一个电子成为氢阴离子（以 H^- 表示，也称为氢负离子），它与金属等共同构成氢化物（如氢化钙、氢化镁等）。氢阴离子由两个电子及一个质子组成，是已知的除电子盐外体积最小的阴离子。氢阴离子不能在水溶液中稳定存在，是已知最强的碱之一。氢阴离子也是非常强的还原剂，有人利用氢阴离子具有强还原性的特点制备功能食品，笔者认为这种氢阴离子在体内可与氢阳离子反应产生氢气发挥作用，可以归类为氢气医学健康产品。

氢原子失去一个电子成为氢阳离子（以 H^+ 表示，简称氢离子）。由于氢阴离子不常用，氢阳离子一般直接称为氢离子。在水溶液和水中，氢离子并不独立存在，而是与水结合存在的。氢离子在酸碱化学中尤为重要，酸碱反应中常存在氢离子的交换。pH 值亦称为酸碱值，指的是氢离子或质子的浓度指数，是溶液中氢离子活度的一种标度，也是通常意义上溶液酸碱程度的衡量标准。由于许多生命活动对酸碱度有非常严格的适应范围，例如人的血液 pH 值必须维持在 $7.35\sim7.45$。近年来生物学研究发现，氢离子本身就是一种可以启动细胞膜通道的重要信号介质。

共价氢化物是非金属、类金属及一些电正性不大的金属元素与氢形成的化合物。有些元素还可形成双核及多核的氢化物，如 H_3N 和 H_2O_2 等，其中以碳形成的氢化物最多。所有有机物都是碳的共价氢化物，有机物是构成生物体结构的最主要成分。

氢原子与电负性大的原子 X（如氟、氧和氮等）以共价键结合，若与其他电负性大的原子 Y 接近，在 X 与 Y 之间以氢为媒介，生成 X—H…Y 形式的键称为氢键。氢键是一种特殊的分子内和分子间作用力，是实现水的物理化学性质和许多生物大分子功能的重要基础。

氢键是一种比分子间作用力强,比共价键和离子键弱的化学结构,其稳定性介于共价键和离子键之间。在生物体中,大量氢键共同起到稳定结构的作用。例如蛋白质α螺旋是 N—H…O 型氢键,DNA 双螺旋是 N—H…O 和 N—H…N 型氢键。水和其他溶媒的异质性是由于在水分子间生成 O—H…O 型氢键(见图 1-2)。由于键能较低,氢键的形成和破坏都比较容易,所以氢键对生物分子间的识别与生物化学反应都有着非常重要的意义。

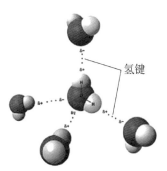

图 1-2　水分子之间的氢键(白色为水分子中的氢原子,灰色为氧原子)

1.3　氢气的发现及物理化学性质

1.3.1　氢气的发现

很难根据化学元素的发现历史去确定氢气是谁发现的,因为曾经有很多人尝试通过实验制取氢气。16 世纪末期,瑞士化学家帕拉塞尔苏斯(Paracelsus)注意到一个现象,酸腐蚀金属时会产生一种可以燃烧的气体,也就是说他无意中发现了氢气。1671 年,爱尔兰著名哲学家、化学家、物理学家和发明家罗伯特·玻意耳(Robert Boyle)也曾经收集氢气并描述了氢气性质,但未进行研究。17 世纪时,比利时生化学鼻祖范·海尔蒙特(van Helmont)曾偶然接触过这种气体,但没有把它离析、收集起来。1700 年,法国药剂师尼古拉斯·勒梅里(Nicolas Lemery)在巴黎科学院的《报告》上也提到过它。科学发现成果归属于谁,主要取决于科学发现本身的定义和价值。在科学史上,人们最终把氢气的发现者确定为亨利·卡文迪什(Henry Cavendish)(见图 1-3),因为是卡文迪什最先把氢气收集起来,并仔细研究确定了氢气的密度等基本物理化学性质。

1766 年,卡文迪什把一篇名为《论人工空气》的研究报告提交给英国皇家学会。在这一论文中所论及的除碳酸气外,主要讲的就是氢气。卡文迪

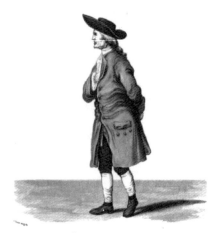

H. Cavendish

图 1-3　英国剑桥大学著名物理学家和化学家卡文迪什,1731 年 10 月 10 日出生于法国尼斯,1810 年 2 月 24 日卒于英国伦敦。以发现氢气和准确测定地球密度闻名

什用铁、锌等与盐酸及稀硫酸反应的方法制取氢气,并将氢气用水银槽法收集起来。他发现,用一定量的某种金属与足量的各种酸反应,所产生的氢气量总是固定不变的,与酸的种类和浓度无关。他还发现,氢气与空气混合点燃会发生爆炸。所以卡文迪什称这种气体为"可燃空气"。并指出,这种气体是普通空气重量的 1/11,不溶于水或碱溶液。

1781 年,英国化学家约瑟夫·普里斯特利(Joseph Priestley)发现,"可燃空气"与空气混合爆炸后有液体产生。普里斯特利把这一发现告诉了卡文迪什,卡文迪什用多种不同比例的氢与空气的混合物进行实验,证实了普里斯特利的发现,并断定所生成的液体是水。卡文迪什还发现,把氢气和氧气放在一个玻璃球里再通上电,就可以生成水。后来卡文迪什用纯氧代替空气重复实验,不仅证明氢气与氧气化合成水,而且定量确认大约 2 体积氢气与 1 体积氧气恰好化合成水,该结果发表于 1784 年。尽管卡文迪什首先发现了氢气并证明氢气和氧气反应的定量关系,但由于受到传统燃素学说的束缚,他并没有正确认识到氢气发现的重要价值。

法国著名化学家安托万-洛朗·德·拉瓦锡(Antoine-Laurent de Lavoisier)是最早命名氢,也是最早研究氢气生理作用的科学家。他重复了卡文迪什的实验并提出正确的结论——水是氢和氧的化合物,彻底否定了水是一个元素的传统看法。拉瓦锡于 1787 年确认氢是一种元素,由于氢气和氧气化合可以产生水,拉瓦锡用拉丁文 Hydro 为词根,命名氢气为 Hydrogen,意思是"成水元素"。日文和朝鲜语中氢气用"水素"的直译来表示,所以市场上"水素水"的本意就是氢水。

中国人知道氢气的概念得益于中国近代化学启蒙者、清代江苏无锡人徐寿(见图 1-4)。1868 年起,徐寿在江南制造总局下属的翻译馆从事翻译工作,与英国传教士亚历山大·卫礼(Alexander Wylie)、约翰·傅兰雅(John Fryer)等共同致力于将西方近代化学知识体系引入中国,在 17 年间翻译出版科技著作 13 部,包括《化学鉴原》《化学鉴原续编》等西方近代化学著作 6 部 63 卷。当时许多化学元素没有中文对应,徐寿在翻译过程中发明了音译命名方法,首创了一套化学元素的中文名称。把化学元素英文读音中的第一音节译成汉字作为汉字名称。对于金、银、铜、铁、锡、硫、碳等元素,从已有中国字里面选最接近含义的字,而钠、钙、镍、锌、锰、钴、镁等,则是通过造新字命名。徐寿认为氧气(oxygen)是人类生存离不开的气

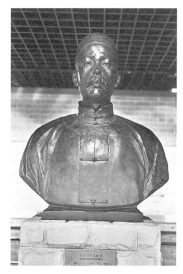

图 1-4　中国清末著名科学家徐寿,1818 年 2 月 16 日生于江苏无锡,1884 年 9 月 24 日卒于上海。中国近代化学先驱,制订了化学元素中文命名规则

体,所以把氧气命名为"养气",即"养气之质"。氢气(hydrogen)这种气体因为密度超轻,将其命名为"轻气",后来历经多次文字改革,"氧"代替了"养","氢"代替了"轻",这是中文"氢气"名字的由来。我国化学界给它定名为氢,一方面是由于它的单质是气体,故从气字偏旁;另一方面因为它是自然界最小的分子,质量最轻,所以取它的谐音。

1.3.2　氢气的物理性质

　　氢通常的单质形态是氢气,氢气是无色、无味和无臭的双原子气体分子。氢气的密度非常小,是自然界相对分子质量最小的气体,比空气的密度小许多。在温度为 0℃、压强为 101.325 千帕的标准状况下,1 升氢气质量是 0.089 克。与同体积的空气相比,氢气质量约是空气的 1/14。利用这一性质,人们曾经用氢气球作为空中运输工具。由于氢气的密度非常低,地球表面的氢气不断在大气中上升并逐渐向宇宙中挥发,这是地表空气中的氢气含量非常低的主要原因。在地球表面的大气中只存在极稀少的游离状态氢

气,约占总体积的千万分之五(0.5 ppm),但是离地面 20～25 千米的高空大气可能主要由氦和氢两种气体组成。

氢气是非常难液化的气体,在 101.325 千帕下,氢气在－252.8℃时,能变成无色液体,液体氢具有超导性质。在－259.2℃时,液体氢能变为雪花状固体氢。80 多年前,科学家推测氢气在极端高压下可变成金属状态,氢金属也具有超导性质,2017 年美国哈佛大学实现了这一目标,利用人工钻石和超高压制造出金属氢。

在一定温度和压强下,气体在一定量溶剂中溶解的最高量称为气体的溶解度。气体的溶解度除与气体本身和溶剂性质有关外,还与温度、压强有关,一般气体溶解度随着温度升高而减少,随压强增大而显著增大。常用某一确定温度条件下,1 体积溶剂中所溶解的最多体积数来表示溶解度。氢气在水和许多其他液体中的溶解度比较小。在 20℃、1 个大气压(纯氢气环境)条件下,100 毫升水中能溶解 1.82 毫升氢气,因此,溶解度表示为 1.82%。按照摩尔浓度计算,20℃时水中溶解 1 个大气压纯氢气的浓度为 0.8 毫摩尔/升。也有研究提示,与许多其他气体不同的是,氢气的溶解度可能随着温度的升高而增大。

商品化氢水浓度经常用 ppm 或 ppb 来表示,这并不是标准的学术计量单位。ppm 是 parts per million 的缩写,表示百万分之一。1 ppm 就是每 100 万克水中含有 1 克氢气。同样,ppb 是 parts per billion 的缩写,表示十亿分之一。在饱和状态下每 1 升水大约溶解 18 毫升氢气,1 升水的质量是 1 000克,18 毫升氢气是 1.6 毫克氢气。1.6/(1 000×1 000)=1.6 ppm,也就是说饱和氢水的氢气浓度大约是 1.6 ppm 或 1 600 ppb,目前国内的氢产业将毫克/升(mg/L)作为氢水浓度的标准计量单位,1 mg/L=1 ppm。

1803 年,英国化学家威廉·亨利(William Henry)根据自己的研究结果总结出一条气体溶解于液体的经验定律,称为亨利定律(Henry's law)。亨利定律是指在一定的温度和压强下,气体在液体中的溶解量与该气体的平衡压强成正比。也就是说,气体在液体中的溶解量随着该气体的分压增大而成比例增大。在同样条件下,100% 浓度氢气在液体中的溶解量是 2% 浓度氢气的 50 倍。常温条件下,氢气在水中的溶解度为 1.8%,在脂肪中的溶解度是水中的 2 倍，为 3.6％。氢气在水和脂肪中的溶解度差异会导致氢气进入机体后，大脑等器官的氢气含量高于其他含水量比较高的器官。氢气在镍、钯和钼等一些金属中的溶解度非常大，如一体积钯能溶解几百体积氢气，人们利用氢气的这一物理性质开发出了固体储氢材料。

氢气的比热容大、导热性能好。氢气的导热率比空气大 7 倍。在相同的压强下，氢的比热容是氮的 13.6 倍、氦的 2.72 倍。相对于其他气体，氢的吸热和导热性能都比较强。利用这个特点，可利用热导检测器测定氢气在混合气体中的浓度。

氢气相对分子质量小且没有极性，渗透性很强，常温下就可穿透橡皮和乳胶材料（如给玩具氢气球充气，由于氢气能钻过橡胶上的极小细孔，一段时间后，气球会因为漏气而导致体积缩小，无法升空），在高温下还可透过钯、镍、钢等金属薄膜。在高温和高压下，氢气甚至可以穿过很厚的钢板。钢结构物品暴露于一定温度和压强的氢气中时，渗透于钢晶格中的原子氢在缓慢变形中可导致钢材脆化。氢气渗透能力强的性质给氢气的储存和运输带来很大困难，也给包装氢水等产品维持氢浓度带来一定困难，如常见的 PVC 材料包装瓶就无法阻止氢气从瓶中逃逸，氢水中溶解的氢气数目就可穿透材料缓慢释放到空气中，目前已知只有铝合金材料可以有效防止氢气逃逸。

氢气扩散速度快。根据气体扩散定律，气体在液体中的扩散速度与该气体相对分子质量的平方根成反比。在液体或人体组织中，氢的扩散速度是氧的 3.74 倍、氦的 1.41 倍。对氢气医学来说，氢气的扩散能力强大意味着能进入身体内所有部位。研究表明，氢气非常容易跨越血脑屏障，进入细胞内线粒体和细胞核等部位，也能进入蛋白质、脂肪和核酸等生物大分子内部。扩散速度快是氢气发挥生物学效应的重要基础。

氢气传声速度快。在标准状况下，空气的传声速度是 331 米每秒，氦的传声速度是 972 米每秒，而氢的传声速度是 1 286 米每秒。因此，人如果吸入氢气，则语音会发生明显的改变，潜水员呼吸高压氢气和氧气的混合气体也可以发生语音的改变。

1.3.3　氢气的化学性质

氢气在常温下化学性质稳定,稳定的化学性质主要取决于组成氢气的两个氢原子之间较强的共价键。

氢气具有可燃性。在点燃或加热的条件下,氢气可与氧气等氧化物发生化学反应。纯净的氢气在空气或者氧气环境中点燃后可安静燃烧,产生淡蓝色火焰,放出热量并生成水。若在火焰上罩一干冷的烧杯,可在烧杯壁上见到水珠。氢气在空气中发生燃烧或爆炸的浓度范围为 $4\%\sim74\%$,在氧气环境中发生燃烧爆炸的浓度范围为 $4\%\sim94\%$。氢气在低于 4% 或超过 94% 的浓度条件下,即使有火花存在或者在高压条件下,也不会发生燃烧或爆炸。人们利用氢气的这个特点,研发设计呼吸高压氢气的设备用于潜水作业。1975 年,美国学者在利用高压氢气治疗癌症的研究中,给动物吸入 8 个大气压 97.5% 氢气、2.5% 氧气(相当于常压环境的 20% 浓度,可以保证动物正常呼吸)的混合气体就是根据这个道理。

氢气具有还原性,可燃性也是氢气具有还原性的体现,是氢气还原氧气的性质所决定的。氢气不但能与氧单质反应,也能与某些化合物里的氧发生反应。例如氢气通过灼热的氧化铜,可得到红色的金属铜,同时有水生成。在这个反应里,氢气夺取了氧化铜中的氧,生成了水;氧化铜失去了氧,被还原成红色的铜,这个化学实验经常用于证明氢气具有还原性。氢气还能还原其他金属氧化物,如四氧化三铁和氧化锌等。

氢气具有可燃性,氢气与氧气发生燃烧化合反应需要氢气浓度为 4% 以上,燃点为 $400℃$。人的体核温度只有 $37℃$ 左右,距离氢气与氧气发生燃烧化合反应的条件非常远。因此认为氢气与氧气在人体内无法发生化学反应,这是长期以来把氢气作为生理学惰性气体的重要原因。但是,不能简单用化学性质来理解生物化学反应,生命体内的生化反应需要大量蛋白酶的催化,并经过多种步骤来实现。人类等哺乳动物肠道内以及土壤里的多种细菌都能合成氢气并代谢利用氢气(如产甲烷菌可以利用氢气和二氧化碳合成甲烷),氢气产生和代谢的过程时刻发生在人类肠道微生物中。一些低等动物和植物也具有这样的能力。生物制氢气也是氢能源领域的重要研究方向,蓝藻等细菌在光照情况下的光合制氢作用可为人类提供大量能源用氢气。因此,氢气绝对是一种典型的生物气体分子,其地位不低于氧气、二氧化碳、一氧化氮等重要生物分子。

氢气不仅具有还原性,也具有氧化性。氢气是由氢原子共价形成的双原子分子,每个氢原子都可以单独获得一个电子形成氢负离子,这种情况见于氢气在高温高压下与强还原性金属发生的反应,此时氢气的作用类似于氧气,氢气属于氧化剂,可把金属氧化为金属离子。氢气与金属反应的产物为金属氢化物,金属氢化物具有极强还原性,非常容易与水发生反应释放大量氢气。某些金属氢化物可以作为储存氢气的理想材料,有人利用氢化钙和氢化镁为原料开发了一系列的氢气功能食品。

第2章 氢气医学效应的发现

最近 10 年,氢气具有的医学作用受到国际医学和学术界广泛关注。根据文献回顾,早在 20 世纪 30 年代潜水医学领域就使用氢气作为潜水呼吸气体,也开展了大量动物实验和人体试验,但只关注氢气对人体无毒性的研究。1975 年,美国科学家在《科学》杂志报道过高压氢气治疗皮肤癌症的研究,但并没有得到广泛关注。2007 年,日本学者太田成男(Shigeo Ohta)教授课题组发现微量氢气的疾病治疗作用,这迅速引发了极大关注,启动了国际上氢气医学的广泛研究。

早期潜水医学研究给氢气的人体安全性奠定了基础,氢气安全、有效的特点决定了其在医学上的巨大应用潜力,本章对氢气医学的研究历史和现状、氢气医学涉及的重点问题、氢气医学起源以及氢产业发展状况进行介绍,希望能让读者对氢气医学在总体上有一个全面认识。

2.1 氢气医学研究概述

2.1.1 早期氢气医学研究

最早的氢气医学效应研究论文见于 1975 年《科学》杂志,美国贝勒大学的学者报道,连续 14 天暴露在 8 个大气压氢气中对皮肤鳞状细胞癌有治疗作用。2001 年,法国科学家证明同样压强的氢气对血吸虫感染引起的肝炎具有治疗作用。可能因为氢气有爆炸风险,高压氢气实验的操作难度大且很难在临床医学采用,这些研究没有引起医学界的重视。

早期高压氢气医学研究没有引起人们对氢气治疗人类疾病可能性的关注,在潜水医学领域氢气也一直被作为生理惰性气体看待。直到 2007 年,日本医科大学老年和发育研究所太田成男教授课题组经过潜心研究,证明大鼠吸入氢气(2%,35 分钟)可以治疗脑缺血再灌注损伤,相关研究结果以长篇论著形式发表在世界著名杂志《自然医学》上。随后他们又证明吸入 2%的氢气对肝脏和心肌缺血再灌注损伤有治疗作用,这些研究结果提示氢气有可能作为干预手段应用于临床疾病的治疗,氢气医学效应的潜在应用前景才真正受到重视。

虽然 1975 年就有学者开展氢气治疗癌症的研究,但当时采用连续吸入 8 个大气压的高压氢气。2007 年日本学者的研究是采用吸入 35 分钟 0.01～0.04 个大气压的氢气,两种剂量相差数十万倍,完全不可同日而语。因此,学界公认 2007 年日本的氢气医学研究是氢气医学研究的奠基性工作。

2.1.2　发展迅速的氢气医学

太田教授在《自然医学》发表研究论文以后,氢气医学开始受到国际学术界重视,至今已经发表 1 500 多篇相关研究论文,目前参与氢气医学研究最多的是中国和日本学者,全面了解中日学者的研究成果可以迅速掌握氢气医学研究的全貌,这不仅是研究者必须了解的知识,也是氢产业发展需要重视的理论基础。

21 世纪初,在企业界开发氢气相关产品的同时,氢气的医学效应研究也受到学术界重视,日本有多家参与氢气医学效应研究的学术机构,其中日本医科大学老年和发育研究所最早开展氢气医学研究,同时也是最为成功的。太田教授发表在《自然医学》的氢气医学奠基性论文,在当时引起学术界的轰动以及各大媒体争相报道(见图 2-1),截至 2019 年底,该论文被引用次数已经超过 1 560 次。这一研究报道彻底改变了学术界对氢气的认识,并迅速引起日本、美国和中国等国家学者的广泛关注。

2008 年,第二军医大学孙学军教授课题组在《神经科学通讯》上发表文章,证实吸入氢气对新生儿缺血缺氧性脑病的治疗作用,这是中国学者在国

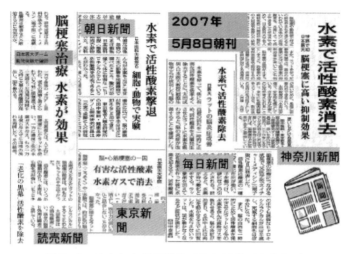

图 2-1　日本各大新闻媒体对氢气医学研究的报道

际上发表的第一篇氢气医学研究论文。同年日本医科大学再次证明吸入氢气可治疗肝脏和心肌缺血再灌注损伤（这说明该课题组的氢气效应研究已经形成了系列，也提示该课题组对氢气医学效应研究非常重视）。美国著名研究机构匹兹堡大学 Nakao 教授课题组发表吸入氢气治疗小肠移植的研究论文，首次在国际上证明氢气的抗炎症作用是其发挥疾病保护作用的基础。众所周知，炎症几乎是人类所有疾病发生发展的共同病理生理学过程，这一发现给氢气的医学应用开辟了广阔前景。后来匹兹堡大学又相继报道了氢气对心、肺、肾脏和血管移植治疗效果等一系列研究结果。

2.1.3　中国氢气医学发展历程

第二军医大学孙学军教授课题组在发表国内第一篇氢气医学论文后，考虑到吸入氢气研究需要的设备较为复杂，加上氢气具有易燃易爆的特性，很多学者对此有畏惧心理。从科学研究的便利性和创新性角度出发，孙教授课题组研发制作氢饱和生理盐水（利用气体加压装置促进氢气在水溶液中溶解）用于氢气医学研究，首次证实腹腔注射氢气饱和生理盐水也能有效地治疗新生儿缺血缺氧性脑病。该课题组先后与多家研究机构合作开展研究（包括小肠缺血后损伤、急性胰腺炎、脊髓损伤、胆管阻塞损伤、慢性阻塞性肺疾病（简称慢阻肺）、阿尔茨海默病、动脉粥样硬化、皮肤移植后损伤保护和噪声性耳聋等）。同时课题组还开展一氧化碳中毒迟发性脑病、潜水减压病、慢性氧中毒肺损伤等氢气医学研究项目。从 2008 年至 2018 年，孙学军教授课题组先后发表氢气治疗各类疾病方面的论文 100 多篇，论文发表数量超出该领域第二和第三的研究课题组的论文数量总和，是国际上氢气医学领域发表论文最多的课题组。许多论文都是国际首次报道的氢气医学效应研究，对中国氢气医学研究的迅速发展起了极大的促进作用。

中国的情况不同于日本，日本是氢气医学产业优先于学术，中国则是氢气医学学术研究推动了氢气健康产业的发展。中国学者在氢气医学研究方面有比较大的贡献，2009 年，本书主编孙学军教授申请获得第一个国家自然科学基金项目，截至 2018 年相继获得 90 多项国家自然科学基金项目。先后参与氢气医学研究的中国学者有数千名，发表了 600 多篇学术论文。从事氢气医学学术研究的研究生超过 200 名，相关毕业论文达到 200 多篇。过半的国际氢气生物医学同行评议学术论文来自中国。2013 年，孙学军教授主编出版了第一本氢气医学专著《氢分子生物学》，该书在普及氢气医学知识、推动中国氢气医学健康产业的发展方面发挥了重要作用。2015 年，孙学军与太田成男教授合作，以《氢分子生物学》为基础，组织撰写英文专著《氢气医学生物学》，使氢气医学知识的传播产生了国际影响。

但是，中国学者在临床研究方面明显不足，国际上近 50 篇临床研究论文中，中国学者发表的论文不超过 10 篇。其中，山东泰山医学院秦树存教授团队的氢水对血脂调节效应、复旦大学华山医院皮肤科骆肖群教授的氢水沐浴治疗银屑病、同济大学同济医院余少卿教授的氢水冲洗治疗过敏性鼻炎、301 医院营养科的饮用氢水治疗痛风、河北医科大学的氢气吸入抗雾霾都开展了比较系统的研究。值得注意的是，近年来我国多家医疗机构和氢气医学创新企业开展氢气针对癌症的试验性治疗，许多患者取得了非常神奇的效果，有的晚期癌症患者肿瘤消失，转移患者的关键指标恢复正常，这些个案虽然还不能作为氢气治疗癌症的高质量证据，但提示了氢气医学研究的方向。2019 年 6 月，广州复大肿瘤医院总院长徐克成教授对氢气治疗癌症的个案进行系统整理，主编成《氢气控癌：理论和实践》出版，是中国氢气医学临床研究的标志工作之一，对氢气医学研究的推广和传播产生了重要影响。2020年,国家市场监督管理总局将氢氧雾化机批准为辅助治疗慢阻肺急性发作的三类医疗器械。国家卫生健康委员会在《新型冠状病毒肺炎诊疗方案(试行第七版)》中将氢氧混合气吸入作为推荐疗法。

中国也先后建立了一些氢气医学学术组织。2013年,上海氢分子医学康复专业委员会成立,这是中国第一个地方氢气医学学术组织,此后连续多年组织学术会议。2014年,中国医疗保健国际交流促进会氢分子生物医学分会成立,先后组织了6次学术会议,每次会议都非常成功并取得了很好的交流宣传效果。2015年,设立中国健康促进基金会氢分子生物医学发展专项基金。2017年,全国卫生产业企业管理协会氢医学健康产业分会成立,开展制定了四项团体标准。2017年,上海汇康氢医学研究中心在孙学军教授的指导下成立,特别邀请烧伤科专家夏照帆院士担任荣誉顾问,汇康氢医学研究中心在上海科协的领导下开展工作,目前已经成功举办两届氢气医学转化论坛。

2.1.4　日本及其他国家的氢气医学发展现状

在一系列动物和细胞研究的基础上,日本学者开展大量饮用氢水和吸入氢气的临床人群研究。发现氢水对糖尿病、帕金森病、脂肪肝和肥胖都具有不同程度的治疗作用。2011年,美国和日本学者合作研究发现,氢水可以显著提高放射治疗患者的生活质量。2017年,日本学者发现吸入氢气对脑中风具有治疗效果,可以改善患者脑组织影像学异常和长期预后,对预防阿尔茨海默病具有显著效果。2018年,欧洲学者发现饮用氢水对反流性食管炎的治疗作用,同年,日本学者证实吸入氢气可提高晚期大肠癌患者的抗肿瘤免疫功能,对患者生存时间等预后指标有改善效果。日本学者还发表了关于类风湿关节炎、运动损伤和健康人焦虑等方面的临床研究报道。自2012年开始,日本庆应义塾大学氢气医学中心进行心搏骤停复苏后综合征的氢气吸入治疗研究,先通过动物实验研究确定氢气对心搏骤停后复苏的吸入治疗效果,2015年进行了初步临床试验,确定氢气吸入对这类患者的安全性和效果。日本学者对心搏骤停后氢气脑损伤保护作用的多中心临床研究也正在开展,该研究计划将在2023年完成。

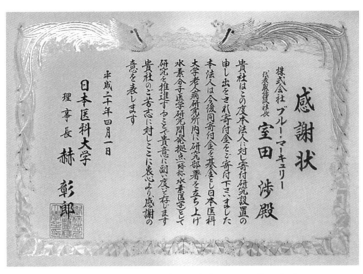

图 2-2　日本医科大学成立氢气分子医学研究中心

日本医科大学老年和发育研究所是首先开展氢气治疗疾病效应的研究单位,在日本氢水制造公司蓝水星等的资助下,日本医科大学成立了国际上第一个氢气分子医学研究中心(见图 2-2),早期来自日本的研究报道,使用的大部分饱和氢水是这些公司直接提供的。因此,日本氢气医学研究是首先从企业开始,再逐渐引起学术界关注的一个科研领域。2009 年,太田教授组织成立了日本氢气医学学术组织,这也是国际上第一个国家级氢气医学学术机构。

2016 年 11 月,日本政府监管机构厚生劳动省认可氢气吸入为先进医疗技术(见图 2-3),这在氢气医学研究发展过程中具有里程碑意义,说明氢气应用方法已经从学术研究进入临床应用领域,

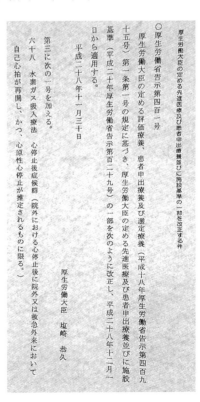

图 2-3　日本厚生省认可氢气吸入为先进医疗技术的公告

并纳入政府医疗机构的监管范围。

2.1.5　氢气医学研究的前景和面临的挑战

氢气医学效应的内在机制研究是氢气医学的热点和重点,太田教授的文章初步证明,溶解在细胞培养基的氢气具有选择性清除羟自由基的作用,但对其他具有生理功能的自由基,如过氧化氢、一氧化氮和超氧阴离子等都没有显著影响。这种只清除有毒自由基,不影响具有信号功能的自由基的特性称为氢气的选择性抗氧化效应。根据谷歌学术上的引用情况,氢气医学目前发表学术论文1 500篇左右,这些论文发现氢气对180多种人类和动物疾病模型具有治疗效果,证明氢气可能通过信号分子调节、蛋白磷酸化和基因表达调控等内在机制发挥作用。

氢气医学研究从开始发展就面临巨大的挑战,大家对具有医学作用的气体(称为医学气体)了解不多且存在很多质疑,例如最著名的医学气体一氧化氮,在开始发现它具有生理作用时,就曾被认为是错误的研究结论,后来经过漫长的时间才被广泛认可和接受。1992年《科学》杂志将一氧化氮评选为明星分子,主要原因就是这种普通气体具有广泛且重要的生物学效应。除了一氧化氮以外,一氧化碳和硫化氢也被证明是具有重要生物学作用的气体分子。

与上述三种经典医学气体相比,氢气具有生物学作用的观点更难以被人们接受。因为氢气的结构非常简单,而且化学活性低,没有极性,具有很强的扩散性,这些特征导致氢气不太可能拥有特异性受体结构,或者说氢气很难特异性地结合某些蛋白质结合位点。但是从生物进化角度看,氢气具有生物学效应理所当然。氢元素是宇宙最主要的组成成分,也是宇宙最早出现的元素,氢元素也是水和有机分子的最基本元素,是地球生命起源的关键物质,没有氢元素和氢气就不可能出现地球生命。氢气在生物进化过程中也发挥至关重要的作用,在长期进化过程中,植物和动物体内都存在一定浓度的氢气,植物、动物与产氢细菌存在互惠关系,也有研究发现植物细胞本身就具有制造氢气的能力。理论上作为氢气产生的关键酶,细菌氢化酶在动物包括人类的后裔分子中,可能还保留着特异性作用靶点,更有可能的是,人类等真核生物已经进化出对氢气分子更高效的感受方式。

中国有句谚语,"是药三分毒",意思是所有药物都有毒性。但医学研究者总是渴望找到一种具有治疗作用且没有任何毒性的药物,氢气似乎符合这种标准。大部分研究人员开始对氢气有兴趣是因为氢气能治疗疾病,随着对氢气医学效应研究的深入,许多学者逐渐意识到安全性才是氢气更让人激动的特征。氢气不仅有效而且高度安全,这意味着氢气可以很快得到广泛应用,实现这一目标的关键条件是要有足够多的有识之士认识到氢气的这些品质,这需要对氢气深入研究并广泛开展氢气医学宣传教育。希望全体科研人员、氢气健康产业从业人员和普通爱好者团结起来,共同致力于这一项对人类健康有重大价值的事业。需要清醒认识到,虽然目前已有超过千篇的同行评议学术论文和数千名规模的学者队伍,但是氢气医学研究的规模和深度都还远远不足,仍然需要政府、企业和学术界等各方面的大力帮助和支持,加快探索氢气医学效应机制的步伐和确定临床应用的精准范围和领域。

氢气医学研究已经成为一个国际热点,考虑到氢气几乎没有任何毒性,通过饮水、吸入等方式摄取少量氢气就可以对某些疾病发挥治疗作用,虽然进入临床应用尚需要做许多工作,但氢气在改善人类健康状况方面的巨大潜力将不可估量。

2.2　氢气医学的起源和氢健康产业发展现状

2.2.1　氢气医学的起源

本节内容介绍德国洞窟神奇之水和法国卢尔德圣水的传奇故事,希望读者只把这作为饭后谈资。这类神奇泉水的传说在世界各地都有,不必过于较真这些传说是否真与氢气医学有联系。

世界上许多地方都有关于"神奇之水"和"长寿水"的传说。在这些传说中,德国的诺尔登瑙洞窟是最具有传奇色彩的。1998 年 6 月 13 日,日本朝日电视台《探明真相》栏目首次播放《包治百病——神奇之水的真相》,该节目报道德国诺尔登瑙洞窟内的水具有治疗许多疾病的神奇作用,节目组发现水中含有丰富的氢气,推测"神奇之水"能够治病的真相是因为水中的氢气,也就是说氢气是"神奇之水"效果的根本原因,氢气可能具有治疗疾病的作用。

比德国"神奇之水"出名更早的是法国卢尔德圣水。卢尔德是位于法国西南角比利牛斯山的一个小镇,之所以闻名于世,源于当地一个神秘的宗教故事。相传 1852 年 2 月 11 日,14 岁的女孩贝尔娜岱特来到波河岸的洞穴附近拾柴,一个年轻女子突然出现在贝尔娜岱特面前。女子开口告诉贝尔娜岱特自己是圣母玛利亚,并让她去溶洞里看一股涌出的泉水。人们随后发现这里的泉水能治愈各种疾病,特别是瘫痪。因此这个小城成了基督教最大的朝圣地,每年来自 150 多个国家的朝圣者达 500 万人,对于那些坐轮椅的瘫痪患者来说,此地是最重要的疗养胜地。

比利牛斯山卢尔德公园小山上有一个宏伟的教堂,里面刻有五十多个人的名字,这些名字是记录那些因喝圣水后治愈长年残疾,如下肢瘫痪后能站起来走路的人。卢尔德因此变成一个宗教文化旅游城,这一传奇故事甚至已经成为法国历史文化的重要组成部分。2009 年,奥地利著名女导演杰茜卡的第三部长篇作品《卢尔德》发表,描写一名因患多发性硬化瘫痪、依赖轮椅生活的女主人公克里斯廷,为逃避疾病带来的孤独前往比利牛斯山上的天主教圣地卢尔德朝圣,在这里奇迹般康复的故事。

日本电解水研究学者林秀光博士有许多关于水能治病的著作,其中关于氢水治疗疾病的书《生命之水——富氢水排毒》中有关于诺尔登瑙洞窟神水治疗疾病的介绍。他在书中引用了 2002 年记者艾尔玛的文章"自从走访这个洞窟后,我的肿瘤变小了",这篇文章收集整理了各类因为饮用这个洞窟神水后疾患缓解甚至治愈的案例。需要强调的是,不能因为这些案例就得出这种水或氢气可以治病的结论。医学上对某种治疗方法或药物是否有效需要用许多标准衡量,按照循证医学的证据级别标准,最好是开展双盲安慰剂随机对照临床试验。严格意义上这些病例都不符合基本的临床医学研究标准,可信度非常有限。不过,这些案例给医学研究提供了非常重要的素材和线索,科研人员可以根据这些线索去继续深入探讨。

学术界曾经把诺尔登瑙水治疗疾病称为"诺尔登瑙现象"。2006 年,在日本第十五次动物细胞技术学会学术会议上,一项德国和日本学者合作的研究进行了大会报告,这项研究观察了诺尔登瑙洞窟水对 411 例 Ⅱ 型糖尿病患者的治疗效果,受试者平均年龄为 71 岁,每天饮用洞窟水 2 升,平均饮用 6 天。对比饮水前后血糖、血脂和肌酐等结果,研究者发现,饮用洞窟水对糖尿病具有比较理想的效果。

再次强调,上述有关"圣水"或"神奇之水"的传奇疗效绝对不能作为最终结论。因为这种疗效非常有可能是因为使用者受到心理暗示,而且大多属于个例,缺乏严格规范的科学研究流程,无法直接推论氢气治疗对这一类疾病有效。不过目前氢气医学的许多动物实验和部分临床研究确实初步证明氢气具有治疗糖尿病、类风湿关节炎、湿疹、抑郁症、动脉硬化等疾病的潜在应用价值。

2.2.2　日本和中国氢健康产业的发展现状

朝日电视台节目制作人大概完全没有预料到,关于德国杜塞耳多夫诺尔登瑙洞窟圣水的报道,竟然是推动日本健康产业开发氢气相关产品的重要原因。有些日本商人看到这一节目后思考,既然这些"神奇之水"是因为氢气的作用,那么在普通的水中加入氢气,是否也可以制造出具有同样作用的"神奇之水"。这一说法多次从负责开发氢气相关产品的技术人员那里听到。从这个意义上讲,这个节目的制作人对氢气医学效应的研究具有重要贡献。在日本企业开发的产品中,比较有代表性的产品有饱和氢水、氢负离子食品、金属镁棒和含氢气化妆品。

中国氢健康产业发展相对较晚但迅速。自 2008 年,中国的氢健康产品从无到有,从单一到多样,从规模小到规模大,从多数人误解到多数人正面认识,从迷茫到清醒。整体上是健康向上、逐渐展示强大生命力的过程。在整个发展过程中,各个方面都是越来越好。

将 3～5 年划分为一个周期,初步把中国氢健康产业分为四个发展阶段或时期：2008—2012 年为概念期；2013—2015 年为酝酿期；2016—2019 年为发展期；2020 年后为成熟期。

1) 概念期：2008—2012 年

之所以说是概念期，是因为这个阶段中国几乎没有自己的品牌产品，研究虽然已经初步具有规模，但是社会认知度非常低，几乎没有任何在商业上进行氢产品研发投入的企业。

这个阶段应用较多的氢产品是来自日本的进口产品——金属镁棒，其中比较有代表性的是日本大丸先生的产品。大丸曾经与林秀光先生合作，林先生的许多资料虽然商业气息比较重，但在宣传氢气医学概念方面曾经发挥了重要作用。这类产品虽然能在市场上存活，但并没有真正取得规模效应，只可以说对中国市场上的概念普及奠定了重要基础。许多早期接触氢水概念的人，都是从阅读林先生的《生命之水——富氢水排毒》这本书开始的。这个时期中国市场上没有自己的包装氢水产品，只有几种来自日本的氢水产品。虽然少数企业准备涉足氢水产业并进行了这方面的市场调研，基本认识到了这个产业的巨大潜力，但是因为整体认可程度比较低，并没有一家真正成功的企业，可以说基本都是以失败告终。

2) 酝酿期：2013—2015 年

这段时间之所以称为酝酿期，是因为这个阶段我们国内学术研究已经形成规模和特色，在国际上产生了一定影响，国内陆续出现了各类氢气健康产品，质量也达到甚至超过日本同类产品。

酝酿期有几个标志性的事件：一是 2013 年《氢分子生物学》专著正式出版，这本书成为氢气医学宣传的最重要资料，许多涉足这一领域的人都是通过阅读该书获得对氢气医学的认识，许多企业也利用这本书作为重要宣传资料；二是 2013 年成立了上海氢分子医学学会，这是中国第一个地方氢气医学研究学术组织；三是 2014 年成立了中国医促会氢分子生物医学分会，这是中国正式成立的第一个全国性氢气医学学术组织；四是 2013 年首个氢水产品正式发布并进入市场，这是中国第一家具有完全自主知识产权的民族品牌，彻底解决了中国研究规模大、没有自己的氢水产品的尴尬局面，也给中国氢水临床研究奠定了关键技术条件。

3）发展期：2016—2019 年

2016 年对国内许多氢企业来说都是非常关键的一年。此时许多氢产品在性能和质量方面已经超越日本。这一年氢气医学研究空前活跃，产品和研究队伍的发展壮大奠定了足够强大的基础，这些现象提示 2016 年是决定氢气医学研究和产业发展形势的关键一年。

这一时期，中国消费者对氢气健康产品的认知度产生爆发性增长，其中最活跃的产品是氢水杯，最常见的商业类型是直销和会销模式，最期待的是医疗用产品上市。由于中国普通消费者在接受新概念方面存在诚信危机，一大批活跃的中小型氢企业最后沉寂下来。

这一时期，一系列氢健康产品不断进入市场，呼吸机、高端饮用水、洗浴、净水、美容、特色医疗服务等方面的相关产品和企业如雨后春笋般增加。截至 2019 年，国内注册的氢健康产品相关公司超过 2 000 家，年度市场规模估计为 50 亿～100 亿元人民币。

4）成熟期：2020 年以后

经历若干年的积累和沉淀，2020 年以后氢产业发展步入成熟期的快车道，氢健康产业表现出蓬勃发展趋势。进入成熟期的标志将是氢气医疗器械能获得临床使用的许可，随后将会有资本大鳄和超大企业进入这个领域，氢气医学的繁荣局面就会出现。随着国家经济和科技的健康稳健发展，中国将是国际上氢气医学研究和产业发展最活跃、最领先的国家，学术研究与产业发展相互促进，氢气医学这个新学科在大健康领域的地位将得到进一步巩固和提高。

第3章　氢气的生物安全性

氢气医学的三大特点包括安全性、渗透性和选择性。安全性是氢气医学最重要的特点,因为高度安全性决定了氢气的广泛实用性。选择用氢气治疗疾病不需要过分纠结于副作用,只需要把重点放在是否有效上。

氢气的人体安全性非常高,自然科学领域对氢气的生物安全性有非常明确的判读,把氢气归为惰性气体,就是人和动物吸入氢气没有任何毒性,不用担心因为空气被氢气稀释而导致缺氧和窒息。站在氢气医学的角度,氢气的安全性证据主要包括潜水医学的应用研究、氢气生物安全性研究和氢气作为内源性气体的研究报道。

关于氢气生物学作用的探索研究可追溯到200多年前。早在1789年,著名化学家拉瓦锡和塞奎因利用氢气作为呼吸介质进行动物实验研究,发现氢气对动物机体非常安全。1937年以后,法国等国家在潜水生理学领域相继开展氢气潜水研究,氢气潜水人体试验结果证明,氢气是一种对人体非常安全的呼吸气体。氢气对人体来说是一种内源性物质,是人体内部环境气体,人体大肠内的许多种微生物可以产生氢气,这是氢气具有安全性的重要佐证之一。随着氢气医学研究的不断深入,关于氢气安全性的基础和临床研究证据也逐渐增多,到目前为止,没有任何证据表明氢气对动物和人体存在危害性。欧盟和美国政府发布的关于氢气生物安全性的资料显示,在普通压强下氢气对人体没有任何急性或慢性毒性。

3.1　氢气潜水医学研究

早在 1789 年,拉瓦锡和塞奎因将氢气作为呼吸介质进行动物实验研究。豚鼠在容器内呼吸氢氮氧三元混合气历时 8～10 小时,未发现氢气给机体带来任何不利影响。1937 年,英国凯斯和小霍尔丹把人暴露于 11 个大气压的环境中,呼吸氢氧混合气未发现明显的生理变化。1941 年苏联拉扎列夫(Lazalov)用氢氮氧混合气顺利加压到 91 个大气压,未发现小鼠的不良反应。这些早期研究初步证明,人和动物吸入氢气是安全的。

为什么科学家会考虑给潜水员吸入氢气? 这是潜水医学的一个基本知识。潜水时人受到水的重力影响,下潜深度越深水的压强越大,处于水下高压状态,维持体内外压强平衡就必须呼吸高压气体,一般情况下潜水呼吸气体由必需的氧气和其他气体(氮气、氢气、氦气等)共同组成,研究分析各种气体的理化性质,科学家发现相对于氮气来说,氦气和氢气在高压状态下有麻醉作用小、呼吸阻力比较小、对人体绝对安全的优势,经过大量研究后最终选择氦气和氢气作为大深度潜水的呼吸气体。

需要注意的是这里强调的是大深度潜水,了解氢气特性的人都知道,一定合适比例的氢氧混合气具有爆炸性,潜水技术如何解决这个问题? 虽然氢气很容易燃烧和爆炸,但燃烧和爆炸是需要条件的,如氧浓度低于 4% 时就不会燃烧。常压下 4% 的氧浓度无法维持生命所需,但在水深超过 30 米的高压条件下,4% 的氧浓度等价于常压的 16% 氧气浓度,基本可满足人体需要,不会造成缺氧,同时也不会出现氢氧混合的燃爆风险。所以当潜水深度超过 30 米才开始使用氢气作为潜水呼吸气体。

许多科学家针对氢气潜水进行了大量实验研究,其中最著名的研究是瑞典海军潜水技术工程师阿恩·泽特斯特罗姆(Arne Zetterstrom)(见图 3-1)进行的氢氧潜水实验。1945 年 8 月 7 日,为了证明氢氧潜水技术在援救潜艇方面可以发挥重要作用,在瑞典海军最大的潜艇援救舰贝洛斯号上,

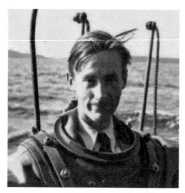

图 3-1　Arne Zetterstrom(1917—1945 年)瑞典海军著名氢氧潜水研究专家

Zetterstrom 成功实现 161 米的现场氢氧潜水。但是在上升过程中由于操作人员理解错误导致发生了极其严重的潜水疾病，Zetterstrom 因这一事故献出宝贵生命。

1960 年起，随着潜水生理学和饱和潜水技术的发展，同时由于氢气制备技术的提高带来更大价格优势，氢气作为深海潜水呼吸气体更加受到广泛重视，促使美、英、法、苏和瑞典等国再次开展氢氧潜水实验。这期间氢氧潜水研究的动物实验达到 1 000 米的深度，吸入氢气暴露时间达到 24 小时。人体试验深度也达到 60 米，暴露时间为 10～20 分钟。20 世纪 70 年代，P. O. 埃德尔(P. O. Edel)等进行氢氧模拟潜水实验，发现氢气能有效预防高压神经综合征，高压神经综合征是人类增大潜水深度所面临的最大障碍之一，这个研究展示了潜水吸入氢气的最重要优势。

随着海洋开发的不断推进，人们需要更大深度的潜水作业，这个需求推动氢氧潜水研究的深入。在世界范围内，法国 COMEX 公司在氢氧潜水领域曾经占据绝对领先地位。1983 年，它开始执行 HYDRA 计划，证明氢氧潜水后人体血、尿、神经系统和呼吸功能方面等指标均未发现异常，在同期进行的动物氢氧潜水实验中，动物心、肝和肺等组织学检查未发现异常改变。此后，COMEX 公司又开展多次氢气潜水作业实验。到 20 世纪 90 年代，COMEX 公司顺利完成 750 米人体模拟氢氧潜水实验，这是目前人类高压暴露的最大深度记录。后来，氢氧潜水逐渐引起更多国家的关注。美国海军研究了高压氢对人体的生理作用，确认氢对机体无任何危害，进一步证明氢气可以减轻高压神经综合征。

这里介绍高压氢气的潜水医学研究就是为了说明一个道理，根据毒理学和药理学的普遍规律，高压氢气对人体安全，常压和微量氢气因剂量更低所以更安全。相对于潜水医学领域，目前治疗疾病使用的氢气剂量非常低，人体安全性非常高。

3.2　人体内的氢气

人体内大肠菌群可以产生一定量氢气,这说明氢气属于内源性气体,这个证据虽然不能证明氢气绝对安全,但氢气在人体内存在,往往就证明它可能有生理意义,这也是氢气具有安全性的一个重要证据。

3.2.1　氢气是主要的肠道气体成分

关于大肠气体产量和成分的研究已经有很长的历史,根据文献报道,最早尝试采集并检测大肠气体的研究应追溯到 1868 年,德国学者、大肠气体学创始人 Ruge E. 通过玻璃管采集大肠气体。1942 年,Beazell 和 Ivey 通过收集健康人 24 小时排气(屁)并进行测定,结果发现 24 小时平均产气量为 380～655 毫升/人。后来 Kirk 证明,食物中纤维素可以增加产气量。Steggerda 分析肠道气体成分,发现 7.4% 为甲烷,19.8% 为氢气,首次证明身体内的甲烷和氢气来自大肠菌群。Levitt 等证明,所有健康人的大肠内都可产生氢气,产生氢气的量几乎全部依赖于细菌对食物来源成分的发酵。

美国国家航空航天局在进行阿波罗计划时,对大肠气体的成分进行过比较详细的研究。研究人员经过仔细分析发现,人体大肠气体成分多达 400 种。其中主要的成分是氮气、氢气、二氧化碳、甲烷、氧气等无臭味气体,另外是微量的氨气、硫化氢、吲哚、粪臭素、挥发性胺、挥发性脂肪酸等恶臭气体。

肠道气体代谢受到多种因素影响,目前针对这些机制仍然缺乏充分的研究证据。肠道气体不仅受到细菌种类的影响,而且与宿主生理状态关系密切。二氧化碳、氢气和甲烷的 30%～40% 可被大肠黏膜吸收,进入循环系统转移到全身,最后经过皮肤和肺呼吸释放到体外。剩余的气体如氢气等可以被其他细菌利用,或者最终经过肛门释放。大肠内氢气主要来源于细菌合成,但氢气也会被细菌大量利用,研究者们对氢气代谢的具体菌群进行分类研究,比较这些菌群与身体健康的关系。初步确定大肠内产生氢气的细菌主要包括壁厚菌门（phylum Firmicutes）和拟杆菌门（phylum Bacteroidetes），利用氢气的细菌主要包括产乙酸菌、硫酸盐还原细菌和产甲烷菌，这些细菌利用氢气产生醋酸、硫化氢和甲烷，导致肠道内氢气的含量一般并不高。

比较常用的分析大肠菌群产氢量的方法是呼出气体氢气含量测定。这是一种疾病诊断方法，肠道内氢气含量与菌群的种类分布存在密切关系，呼出氢含量可以反映肠道菌群功能。根据呼出气体的氢气含量可以诊断乳糖不耐受、小肠菌群移位等影响现代人健康的重要疾病。

根据氢气含量分析肠道菌群的研究目前越来越受到重视。呼出气体氢气浓度分析结果表明，一般健康人呼出气体中氢气含量不超过 10 ppm，相当于占总气体质量的百万分之十。按照氢气的溶解度换算，血液中的氢气浓度大约是 0.01 ppm。这一数据表明，肠道内细菌代谢产生的氢气大多数被代谢消耗掉。流行的观点是，肠道内氢气主要被肠道菌群代谢消耗。最近研究提示，人体代谢也能消耗氢气。

3.2.2　大肠内氢气的生物学效应

过去人们对大肠内氢气的认识比较肤浅，大部分人认为大肠内氢气属于细菌代谢的废物，对人体并没有什么特殊的影响。随着氢气医学效应的发现，人们逐渐考虑是否可通过诱导大肠细菌产生氢气的方法治疗某些疾病。

最早验证这一设想的是日本医科大学太田成男课题组，他们通过分析健康人口服阿卡波糖（糖尿病治疗药物）后的呼吸气体成分，发现阿卡波糖对甲烷浓度没有影响，但是可以显著提高呼出气中氢气的浓度。早期临床研究曾经发现阿卡波糖具有心脏保护作用，但人们对这种心脏保护作用的分子机制不十分清楚。这个研究发现阿卡波糖能促进肠道菌群制造氢气，结合氢气对心脏疾病具有保护作用的研究可以初步确定，促进大肠细菌产氢可能是阿卡波糖具有心脏保护作用的原因。

氢气医学研究发现，氢气的主要作用是减少氧化损伤和炎症反应，而氧化损伤和慢性炎症是造成机体衰老的重要原因。日本学者根据这一思路推测肠道产氢能力可能与长寿密切相关,他们选择日本百岁老人群体进行肠道产氢能力检测分析(见图 3-2),发现日本百岁老人平均呼出气氢气水平[(59.4±7.43)ppm]是普通人[(17.7±2.34)ppm]的3 倍以上,提示肠道氢气与长寿可能存在关系。

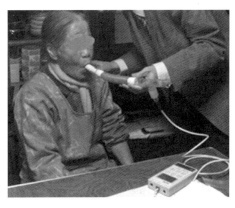

图 3-2 百岁老人呼出气的氢气浓度分析(Aoki Y,2013)

为观察促进肠道氢气产生是否对疾病有治疗作用,有学者研究诱导肠道菌群产氢(大鼠口服纤维素或抗性淀粉)对肝脏缺血的治疗作用。发现口服纤维素或抗性淀粉可促进肠道氢气产生、减少氧化应激和肝脏损伤程度。以往有研究证明纤维素和抗性淀粉等具有疾病治疗作用但机制不明,这一研究报道从促进大肠氢气产生的角度阐述治疗疾病的原因,是一个比较明确清晰的机制解释。日本学者光治松本在牛奶中添加低聚半乳糖、麦芽糖醇和葡甘露聚糖等,通过促进肠道菌群产生氢气来实现"功能牛奶"的多重营养效果。美国哈佛大学波士顿儿童医院的研究人员系统分析大肠内细菌产生的氢气是否具有肝脏保护作用,发现阻断内源性氢气产生后保护作用显著减弱,同时给予外源性氢气或者补充产氢细菌后保护作用可恢复。研究全面证明大肠细菌产生的氢气具有疾病治疗作用。

有研究者比较口服乳果糖(一种低聚果糖,在临床上广泛用于治疗便秘和肝性脑病)、饮用氢水、连续吸入氢气和间歇吸入氢气对帕金森病的治疗效果。研究结果发现,饮用氢水和间歇吸入氢气对帕金森病的治疗作用比较理想,口服乳果糖和连续吸入氢气都不能明显改善帕金森病症状。饮用氢水和间歇吸入氢气使体内氢气浓度发生一过性增加,根据这个研究结果推测,这种一过性增加对某些疾病可能有特殊治疗作用。2018 年,日本学者研究发现,帕金森病患者肠道菌群产氢能力不到正常人的 50%,提示肠道菌群产氢能力不足可能与帕金森病的发生发展有关。孙学军教授课题组发现,服用乳果糖可促进肠道菌群产氢并激活 Nrf2 抗氧化系统,对大鼠脑缺血再灌注损伤发挥保护作用。这一发现提示临床口服乳果糖治疗肝性脑病的效果可能与促进肠道菌群产氢有关。

潜水医学研究证明氢气对人体十分安全,肠道菌群氢气代谢的系列研究证明氢气属于内源性气体,自然科学对氢气安全性也有统一看法,这些理论组成氢气人体安全性的系统证据。需要提醒读者的是,目前认为氢气的安全性非常高,但不要绝对化,对大多数人安全,不等于对所有人都同样安全;今天没有发现副作用不等于绝对不存在副作用。例如有研究发现氢气对人体的生理功能有一定影响,这些生理功能变化对健康人没有影响,但应用氢气产品帮助治疗疾病时需要考虑氢气对患病人群生理功能变化的影响问题。

第4章 氢气的使用方法

氢气使用的具体方法对实现氢气理想治疗效果以及开发相关氢健康产品非常重要。氢气的使用方法主要包括呼吸（氢气吸入）、饮用（电解水、氢水）、注射（氢水、氢气的静脉、腹腔给药）、沐浴（氢水泡浴和淋浴）和诱导肠道菌群产氢等。

氢气吸入具有剂量范围广、摄取量大以及潜在可治疗疾病种类多等诸多优势，是优先考虑使用的方法。氢气吸入设备在日本和中国氢健康产业领域受到极大关注，中日两国医疗器械管理机构已经将其列入医疗设备目录。在中国，氢气吸入已成为最早进入临床应用的氢气医学方法。

作为功能水新概念，氢水在日本、韩国、东南亚等国家和地区发展迅速。电解水在日本已应用近百年，是官方认可的保健食品，但在我国，电解水因缺乏学术支持、无法进行内涵品质优化和机制研究曾饱受诟病。目前发现氢气才是电解水发挥各类治疗作用的主要原因。作为学术研究中最常用的给氢手段，氢注射液具有剂量可控等优点，是中国学者在氢气医学领域的突出贡献之一。但是成为临床治疗手段尚需要更多基础和临床研究。氢沐浴、药物食品诱导肠道菌群产氢等方法分别有各自的优点和应用价值，都值得重视。

不同给氢方式产生的作用有差异，例如氢水饮用对胃肠道疾病效果显著，氢水沐浴对皮肤病效果更好，氢气吸入对呼吸道相关疾病有应用优势等。联合多种方法应用能够获得最理想的疾病治疗效果，可联合使用也是氢气医学转化的特色和优势。

4.1　氢 气 吸 入

　　大量潜水医学领域的人体试验是最早的系统性氢气吸入研究，这些研究成果一方面证明氢气的巨大人体安全性，另一方面给氢气治疗疾病积累了关键技术经验。

　　包括氢气在内的许多气体（一氧化二氮、氧气、氮气、二氧化碳等）都是主要通过呼吸方式摄取，氢气具有可燃性，燃爆范围是 $4\%\sim74\%$（空气环境）和 $4\%\sim94\%$（纯氧环境），吸入氢气必须克服氢氧气混合发生燃烧和爆炸的风险。2007 年太田教授的实验研究证明，动物吸入 2% 浓度的氢气可以有效治疗脑缺血再灌注损伤。这个浓度没有燃烧爆炸风险，目前多个研究证实安全范围浓度（低于 4%）的氢气吸入对多种疾病的治疗效果，这些研究给安全地使用氢气吸入方法治疗疾病奠定了非常重要的理论基础。

　　氢气吸入的最大优点是高摄取剂量。吸氢时氢气不断通过气体交换进入机体血液循环系统，到达全身各处组织器官发挥作用。通过提高吸入浓度或者延长吸入时间，可以显著增加机体的氢气摄取量。只从剂量摄取角度考虑，氢气吸入是较好的氢气医学使用方法。但是目前氢气的剂量效应关系研究不够深入和完善，不能简单从剂量角度判断氢气使用方法的优劣。需要提醒使用者的是，氢气吸入目前界定为医疗行为，个人使用尽量选择规范的氢气吸入方法和设备，不鼓励个人自制氢气吸入设备治疗疾病，更不可自行购买氢气瓶吸氢。

　　安全使用氢气吸入方法是氢气应用领域的重要问题，安全操作是使用氢气吸入设备的重要规范，也是应用氢气吸入方法治疗疾病最重要的前提。吸入低浓度氢气（低于 4%）相对安全，但也绝对不可掉以轻心。使用燃爆范围内（$4\%\sim74\%$）的氢气吸入设备需要小心谨慎，氢气燃点比较低，一般静电火花就能达到燃点，因此避免静电是这一类设备安全操作的关键。氢氧混合的比例和体积是影响氢气爆炸破坏性程度的两个因素。当氢氧混合比例为 2∶1 时氢气燃烧反应最充分、爆炸破坏力最强，越远离这一比例破坏性越小。气体体积是影响破坏力的另一个因素,如果混合气体积足够小,在不扩散蔓延的前提下,发生燃烧和爆炸时不会产生明显的破坏力。

供人体吸入使用的氢气发生设备主要有三种类型,分别是预制混合气、纯氢和氢氧混合气设备。

预制混合气是指预先配制氢气和氧气的混合气(氧气浓度不小于 25%,氢气浓度为 1%~3%),是早期学术研究常用的方法,在日本多项临床研究中采用。为保证氢气使用的安全,日本临床试验采用氮氢混合气和氮氧混合气现场混合方法,这种方法操作复杂且成本高,限制氢气吸入的推广应用。日本国家安全操作强制规定,人体使用的氢气等可燃烧气体必须一直处于安全浓度范围内,在日本推广氢气吸入设备需要考虑这一规定。

纯氢设备是指利用纯水膜电解技术有效分离氢气和氧气的设备,纯氢设备提供流量为 100~600 毫升/分钟、浓度接近 100% 的氢气,人体吸气时可实现 1%~3% 的氢气吸入浓度。这个范围内的氢气吸入对氧浓度影响较小,一般不会造成低氧。有呼吸循环功能障碍的患者对氧浓度比较敏感,建议开始使用时尽量选择较小流量的纯氢设备,吸氢时进行血氧饱和度监测,不鼓励这类患者夜间使用流量超过 300 毫升/分钟的纯氢设备。

氢氧混合气设备采用不分离氢气和氧气的电解水技术,设备提供一定流量的氢氧混合气体(一般浓度分别是 66% 和 33%)。前面已经介绍了氢气具有可燃性,因此在燃爆范围内应用氢氧混合气需要更加严格的使用条件和规范。纯氢在没有氧气的条件下并不会燃烧,从使用过程的可燃概率考虑,纯氢方式比氢氧混合气设备安全系数高。有少数企业采用氢气固态存储装置给患者供应氢气,这种固态氢气存储设备使用方法比较简单,广泛应用于氢燃料电池和实验室的氢气纯化供气,但是这种设备需要高压氢气供给和一定技术条件,设备准入门槛比较高。

除了可燃性外,氢气吸入方法的另一个缺点是剂量不够稳定。氢气进入体内需要依靠呼吸循环功能来实现,不同个体心肺循环功能的差异会导致氢气的实际摄取量存在明显个体差异。这种差异可能影响氢气的疾病治疗效果。氢气吸入的剂量还受到外界刺激、环境温度、湿度及二氧化碳浓度的影响,例如运动和精神刺激会导致交感神经兴奋,可以造成呼吸循环功能亢进,影响氢气摄取。为减少个体差异,在开展氢气吸入研究和应用时以上因素都要考虑和控制。

4.2　氢 水 饮 用

氢水饮用是应用最广泛的氢气使用方法,氢水是氢气健康产品最常见的形式。商业化氢水的制备方式包括电解、氢气溶解、金属镁反应等类型。

氢水饮用经常用于人体试验和动物实验研究中,人体试验中使用这种方法容易进行剂量控制,例如可以规定饮用一定体积和一定浓度的氢水。在动物实验中建议采用给动物定时饮水的方法,就是固定时间段给动物饮用氢水,实际使用结果表明能取得剂量控制的效果。

4.2.1　电解水

电解水是最早应用于人体的氢水,以保健为目的的电解水饮用最早起源于日本。经过长达数十年的应用和严格的医疗器械申报,日本劳动厚生省批准电解水机为医疗设备,认可饮用碱性电解水的医疗效果。

现在学术界普遍认为,碱性电解水治疗疾病的根本原因是水中含有一定浓度的氢气,而且氢气浓度足够达到氢气抗氧化的效果。中和弱碱性不影响其医疗效果,说明碱性电解水的作用与碱性无关。而氢气主动挥发后,电解水的负电位随着氢气释放而消失,电解水的功效也随之消失。水的负电位是体现水内所有物质氧化还原作用的总和,本质上是反映氢气浓度的指标,测定值受酸碱度影响很大,但与疾病治疗没有必然的联系。

2015年后,氢水杯开始大量出现,这本质是一种新类型的电解水设备。主要解决了小型化和稳定性的问题。最初氢水杯没有进行正负极的分离,产生的电解水容易出现次氯酸和臭氧等,这些成分有一定毒性且影响口感和嗅觉。为解决这类缺陷,设计者在杯内加入活性炭或化学物质吸附或中和这些成分。后期利用半透膜制造出正负极分离的氢水杯,氢水杯安全性得到进一步提高。

4.2.2　金属镁反应制备氢水

金属镁与水发生化学反应会产生氢气和氢氧化镁,多年前就有人利用这种反应制备出方便使用的氢水。许多金属(如铁、铝和镁等)都可以与水反应产生氢气,但铁和铝与水反应速度过慢且存在一定毒性,生成物影响口感,不适合用于氢水的制备。金属镁是制备氢水的最佳材料,为达到使用方便和消毒等目的,有生产厂家在材料中添加电气石和纳米铂金等材料。

镁反应制备氢水存在的主要问题是氢气产生量不稳定,开始使用阶段效果可能会比较理想,使用一段时间后氢气产生速度会逐渐减慢,导致氢气浓度下降。因此在开展临床和动物效应研究中,最好定期更换新的产品。镁离子与钙离子一样属于人体需要的金属元素,一般情况下不会导致机体危害。需要提醒的是,如果患者患有某些对镁摄取有限制的疾病(如肾脏功能衰竭等),必须在医生指导下饮用这类氢水。

4.2.3　物理混合饱和氢水

物理混合饱和氢水是目前公认最安全的氢水,也是最常用的氢健康产品类型。这主要是由于饱和氢水在各类氢气摄取方式中实验依据最多,2008 年以来,学术界已经有超过 300 篇相关研究论文,因此,物理混合饱和氢水的生物学效应基本确定无疑。

物理混合饱和氢水的制备方法主要包括四类,分别是曝气、高压、膜分离和电解水技术。在包装氢水的生产和储存过程中,至关重要的不是氢气溶解技术,而是如何避免氢气从容器中泄露。这是因为氢气分子体积非常小且穿透力强,许多包装方法无法避免氢气的逃逸和释放。常用包装瓶材料如聚氯乙烯(PVC)、聚对苯二甲酸乙二酯(PET 聚酯)完全不能用于氢水包装,氢气可以非常容易地从瓶口泄露甚至穿透瓶壁材料。因此,氢水包装是氢水产业的重要技术,也是包装氢水产品开发过程中最难解决的技术问题。日本大部分包装氢水供应商(如蓝水星公司)采用金属铝作为包装材料,方式包括软包装铝袋或铝瓶罐,声称可使氢水稳定保存半年以上。国内氢健康产业界开发包装氢水产品的步伐相对缓慢,主要限制就是包装材料和包装方法。2014年,有企业率先成功研发铝箔袋氢水包装技术,2015年又实现铝铁材料易拉罐包装技术。只有保证了高浓度且稳定性好的氢水产品供应,才能满足动物和人体临床试验需要。国内多家研究机构选择该公司的产品开展基础和临床研究,在抑郁症、血脂调节和糖尿病治疗等方面取得较好研究结果。目前国内有10多家包装氢水生产企业,氢水工业化技术逐渐趋于成熟。近年来,国内多家企业开发了压力桶装氢水,利用高压有效保持氢气浓度,受到市场的欢迎。但是这种技术仍不够成熟,尚待进一步改进。

用简单通气法制作含氢溶液是气体溶液研究最经典的手段,这种方法类似水产品养殖过程的给气方法,但由于溶解效率比较低,氢气浓度也很难标准化,无法用于饱和氢水生产。纳米气泡是比较新的概念和气体溶解技术,是氢水制造最理想的选择,4.5节将专门介绍该技术。

4.3　氢气生理盐水注射

从氢气制备方法和有效物质考虑,氢气生理盐水注射与饮用氢水没有根本区别,也是通过各种方法促使氢气在生理盐水中溶解来制备。将来正式应用于临床则要求更为严格,需要达到无菌无热源的注射液要求,以及通过规范的安全性有效性临床试验、向国家监管部门进行医疗注册申报等。

氢气生理盐水注射有特殊优点。这是一种有前景的临床应用技术,这种给氢方法不受患者自身因素影响,可比较准确地控制氢气摄取量。2009年,第二军医大学孙学军教授课题组在国际上率先建立氢气生理盐水注射液制备方法,给国内50多家单位提供这一技术方法和溶液成品,先后开展氢气对各类器官缺血再灌注损伤、脑出血、各类炎症性疾病、动脉硬化、高血压、肾结石、脑外伤、皮肤烧伤、肝脏损伤、糖尿病等疾病的治疗效果的研究,总计发表国际国内论文百余篇,约占国际氢气医学研究论文的10%。

日本Miz公司开发出一种制备氢气生理盐水的技术,该技术可在不破坏包装的情况下,将普通生理盐水转化成氢气生理盐水。技术关键是把普通聚乙烯材料袋装生理盐水在氢气饱和溶液中持续浸泡 48 小时,氢气能透过聚乙烯材料进入生理盐水,日本学者利用这种方法制备的氢气生理盐水已经用于临床试验,初步结果证明这种方法安全可行,用这种氢气饱和生理盐水给患者静脉注射,发现对脑干缺血治疗效果比依达拉奉更理想,对各种皮肤病如皮疹也有效果。

4.4　其他氢气使用方法

国际上氢气医学研究和产业研发还有一些非经典技术应用。这些技术的相关研究和产品相对较少,但从理论上也直接或间接涉及氢气的作用,而且各有特色优势和潜力,故在这里一并列举。

4.4.1　氢水沐浴和局部涂抹

氢水沐浴和局部涂抹都属于局部给氢方法,这种方法可让皮肤组织获得高浓度氢气,是氢气治疗皮肤病的最理想手段。韩国学者研究发现,氢水沐浴具有对抗皮肤皱纹形成、预防皮肤衰老的作用。结合饮用和局部涂抹氢水方法治疗皮肤炎症损伤,大部分在 1～2 周内获得显著治疗效果。华山医院皮肤科专家研究发现,氢水沐浴能有效缓解牛皮癣患者皮肤症状,对特应性皮炎的治疗效果也比较理想。皮肤局部给氢在美容领域广泛使用,典型的方法是敷氢水面膜,或者也可以直接使用氢水,也有用产氢材料如氢化镁与水反应释放氢气。一些国际著名化妆品公司正在研发氢概念的化妆品。

氢水沐浴可作为经皮肤摄取氢气的手段,但与氢气吸入或氢水饮用相比,皮肤摄取氢气的效率相对比较低,不宜作为全身疾病的治疗方法。

气态氢气也很容易被皮肤吸收,局部摄取气体方法曾经用于皮肤的二氧化碳吸收。将全身或局部密闭在一定浓度氢气环境中,氢气强大的穿透性和扩散能力使其可以进入皮肤,实现对皮肤及全身的氢气治疗,这种方式与氢水沐浴类似。有公司开发出这种氢气舱产品,通过初步观察发现,氢气不仅对皮肤疾病有治疗价值,对皮肤毛细血管也有显著舒张作用,可能会对全身代谢产生影响。

用氢气滴眼液滴眼也是局部利用氢气的方法。该技术产品用于角膜化学烧伤和视网膜缺血的动物实验研究,研究发现反复用氢水滴眼对角膜烧伤和视网膜缺血再灌注损伤具有明显治疗作用,提示氢气滴眼液对眼科疾病具有潜在而广泛的应用前景。

4.4.2　氢气注射

在人体组织内注射气体并不新鲜,在血管内注射微气泡已经是一种超声造影技术,在眼球内注射气体可治疗视网膜脱离,在脑室注射气体造影用于中枢神经系统疾病诊断,在腹腔镜手术时注射气体用于改善手术视野,这都是气体注射的临床应用方法。

中山医科大学黄国庆博士等对比腹腔注射氢气和氢气盐水对全脑缺血的治疗效果,发现直接注射氢气可获得比同样体积液体 60 倍以上的氢气摄取量,从理论上证明气体注射方法可以显著提高氢气利用率。2017 年,温州医科大学王方岩教授等给糖尿病动物皮下注射氢气,发现氢气对血糖、血脂和氧化应激等都有一定的改善作用,并能预防肾脏组织损伤、保护肾脏功能。皮下注射氢气的方法理论上与腹腔注射氢气一样,可以被身体吸收并发挥作用。2018 年,黑龙江兽医学院省重点实验室学者给狗皮下注射氢气,发现能治疗狗的洋葱中毒。也有学者采用肛门注射氢气研究疾病治疗效果,理论上使用这样的方法氢气也能被人体吸收。

由于氢气的扩散能力强,通过各种途径注射的氢气被组织吸收没有困难,氢气注射治疗作为简单可行的方法值得重视。但此方法的缺点是可能会引起注射部位气肿或感染,这种方法的安全性和有效性尚需要更多研究确定。

4.4.3　诱导肠道菌群产生氢气

口服人体小肠不吸收的药物和食物,这些成分不能被小肠吸收,会沿着消化道进入大肠,大肠内细菌能分解消化这些成分。利用这些物质,许多可合成氢气的细菌能大量制造氢气。有学者曾经证明，口服阿卡波糖、直链淀粉、姜黄素、乳果糖等可促进体内细菌产生氢气。另外，可能具有促进大肠细菌产生氢气的食物成分包括棉子糖、乳糖、山梨糖醇、甘露醇、寡糖、可溶性纤维素等。某些具有促进肠道蠕动功能的通便类中药或许也含有能促进肠道菌群产氢的成分，两种因素（肠道菌群生长活跃和氢气对肠道蠕动产生的刺激作用）共同产生通便效果。

肠道菌群被诱导产生的氢气数量很大，其中很大一部分氢气被另外一些细菌如产甲烷菌消耗掉，但仍有许多氢气可被大肠黏膜吸收进入血液循环，并被运输到全身器官发挥治疗疾病的作用。

4.4.4　口服可释放氢气的药物

金属镁曾经作为治疗胃炎的药物使用，在胃酸作用下，金属镁可以迅速产生氢气，关于这种方法是否可以达到利用氢气治疗疾病的目的，目前实验证据还不够充分。

氢健康产业中有含氢负离子（也可以称为氢阴离子或者氢负离子）的保健食品。氢气作为氧化剂氧化某些金属或非金属产生的化合物（如氢化镁、氢化钙和氢化硅等）中，氢气作为负离子参与化合物构成。这些氢化物具有非常活泼的化学性质，与水接触会迅速发生反应并释放大量氢气。因此，氢负离子的本质作用应该是氢气。但口服氢化物对食物和肠道的作用可能比较复杂，应进行深入研究和探讨。

一些临床药物也影响肠道菌群产生氢气，例如他汀类药物能抑制甲烷菌，而甲烷菌可利用氢气产生甲烷，这类药物间接抑制细菌代谢氢气从而增加肠道内氢气含量，推测这可能是他汀类药物产生心脏保护作用的原因之一。

4.4.5　电针和直流电

电针的本质是直流电，在使用电针时，机体组织会被电极电解，在电针的正极，由于失去电子发生氧化反应，水被电解会产生氧气，而由于组织液的成分复杂，在电针的正极非常容易产生各种活性氧，因此在电针过程中，正极可能会发生一定氧化损伤。而在负极氢离子接受电子变成氢原子，氢原子结合成氢气被组织摄取。有研究证明,直流电或电针可使组织内氢气浓度升高。电针的负极被作为疾病治疗的主针应该不是巧合。

电针是从中医理论出发而开发的治疗方法,电针治疗疾病的大量机制研究证实,电针可造成组织内氢气浓度增加,氢气被吸收进入血液循环并扩散到全身,不应忽视氢气对电针治疗效应的贡献。许多研究发现,电针具有抗氧化和抗炎症作用,这与氢气的医学效应相匹配。证明氢气是电针治疗疾病的主要作用机制,这不仅对氢气医学研究有价值,也给电针治疗疾病的机制提供了非常充分的解释。

深圳大学医学院何前军教授课题组使用氨硼烷作为氢气药物前体,利用这种物质强大的氢气储存能力和在酸性环境下释放氢气的特性,在国际上率先实现了携氢介孔纳米硅颗粒的细胞定向输入。利用癌细胞内微酸环境进行长时高效细胞内氢气释放,证明大剂量氢气对癌细胞具有显著直接杀伤效应。2018年,何前军教授小组利用纳米钯作为氢气输送工具,结合光照热疗提出"氢热疗法"新概念,作为癌症治疗的新方法,这一概念有非常广阔的应用前景。

台湾清华大学学者建立的全新给氢方法是利用人工光合作用系统在组织局部用光照产氢,并证明这种方法能缓解组织炎症。作为一种治疗疾病的气体,氢气该如何使用是重要的科学和技术问题,也必然会受到学术和产业界的共同重视,这一领域将会不断出现更多新技术。

4.5   纳米气泡技术

气液混合技术通过两种形式实现,一是液体进入气体,另一种是气体向液体扩散。作为一种气体溶解新技术,纳米气泡是氢水制造的最有效、最理想的技术手段,这一技术能使氢气快速地进入水中,并且可以制造出较高浓度的氢水,解决氢在水等溶剂内不溶或溶解度低等的困难,受到氢气医学研究和氢健康产业的广泛接受和认可。一些商业包装氢水的气液物理混合多采用纳米气泡技术,也有高端家用氢水机使用纳米气泡技术。纳米气泡技术与氢气医学几乎是珠联璧合,氢气医学让纳米气泡技术进入健康领域,纳米气泡技术让氢水成为平民饮品。纳米气泡技术是实现氢水沐浴、氢水养殖和农业灌溉等用途的规模化氢水制备最理想的方法和手段。

4.5.1　纳米气泡的定义

气泡根据大小可分为宏观气泡、微米气泡和纳米气泡三种(见图 4-1)。宏观气泡在水中浮力较大,会迅速上升到液体表面而发生崩解。微米气泡也相对不稳定,很快在水中消失。但直径小于 1 微米的纳米气泡能在液体中较长时间稳定存在,目前机制还不明确。根据气泡所在环境状态,气泡分为界面气泡和体相气泡。界面气泡是指吸附在液体与固体两相界面的气泡;体相气泡是自由存在于液体内的气泡。

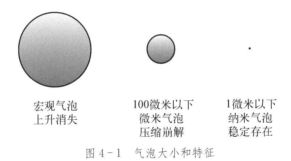

宏观气泡　　　100微米以下　　　1微米以下
上升消失　　　微米气泡　　　　纳米气泡
　　　　　　　压缩崩解　　　　稳定存在

图 4-1　气泡大小和特征

纳米气泡也有两种基本类型:一种是界面纳米气泡,指固定分布在液体与固体界面上的球冠状或吸附在凹陷处不规则形状的气泡;另一种是体相纳米气泡,指悬浮在液体中的球形纳米气泡。本书主要介绍体相纳米气泡。

气泡研究领域一般把直径在 1 000 纳米以下的气泡定义为纳米气泡,在工业上称为超细气泡(ultrafine bubbles)。微米气泡的直径为 1~100 微米,在工业上称为精细气泡(fine bubbles)。

根据经典理论,气泡越小,表面张力越大,因此纳米气泡表面张力非常大,造成内压非常高,所以纳米气泡不能稳定存在。但是大量研究证据表明,纳米气泡并不符合经典理论推测,不仅能稳定存在,其稳定存在的时间超乎想象,从几个小时甚至到几天,但对纳米气泡稳定存在的理论研究目前还不成熟。

4.5.2　纳米气泡的特征

纳米气泡比表面积大的特点符合一般纳米材料规律,也是纳米气泡作为气液技术的重要基础。氢水制造技术有两个关键问题,一个是气体在水中的溶解效率,另一个是氢水的稳定性。纳米气泡可以说完美地解决了这两个问题,不仅有效提高了气液接触面积,而且因为纳米气泡的长寿命提高了氢水的稳定性。

气泡表面积与气泡直径呈负相关关系,因此同样体积的气泡,100 纳米直径气泡的表面积是 10 微米直径气泡的表面积的 100 倍。理论上气泡形成消耗的能量依赖于界面面积,界面面积取决于气泡表面张力。直径小于 25 微米的小气泡表面刚性强,类似于高压气球,不容易崩解。数毫米直径的大气泡表面比较柔软,很容易变形崩解。大气泡的浮力比较大,很容易上升到液面。

气泡上浮速度与气泡直径的平方成正比,这种关系只适用于小气泡。直径大于 2 毫米的大气泡外形会发生变化,上升速度不受直径影响。直径小于 1 微米的纳米气泡上升速度非常慢,远低于布朗运动的速度,整体上表现为不上升。

除浮力外,直径小于 25 微米的小气泡有自动收缩趋势。根据亨利定律,溶液中溶解气体的分压与气泡内气体分压一致时,气泡内气体溶解与溶液中气体向气泡内释放达到平衡。小气泡由于表面张力作用内压增加,造成气泡内气体分压超过气泡周围溶解气体分压,这会导致气泡进一步缩小,体积缩小后表面张力效应增强,这种正反馈效应会使气泡迅速崩解。相反,因为大气泡上升,周围静水压下降,内压降低,气泡体积增大后气泡内气体分压降低,溶液中气体向气泡内释放会导致气泡体积逐渐增大,表面张力效应降低,气泡内压进一步降低。所以,在某气体饱和溶液中,这种气体的气泡有大者增大,小者缩小的趋势。气泡的特性非常符合马太效应(见图 4 - 2)。

纳米气泡的较强静电场能避免气泡发生融合,并且能对抗浮力作用。气泡所带电荷大小一般用 zeta 电位来表示。因气泡在水中带负电,所以 zeta 电位一般是负值,大多数与气泡直径无关。zeta 电位受水的 pH 值影响

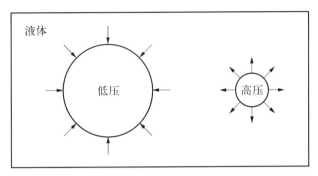

图 4 - 2　经典气泡的马太效应

非常大,也受到离子强度影响。所有气泡都带负电荷,相互之间的静电排斥力能限制气泡融合。气泡越小,融合需要的能量越大。所以,小气泡可以增大或缩小,但不容易发生融合和崩解。

不可溶性气体可以形成超长寿命的纳米气泡。根据杨-拉普拉斯公式,气泡直径越小,内压越大。1 微米气泡的内压约为 1.4 个大气压,100 纳米气泡的内压约为 14 个大气压。纳米气泡内压会达到非常高的水平,足以让内部气体迅速溶解消失。这与纳米气泡具有长寿命的事实不符,说明经典理论本身存在缺陷。所以杨-拉普拉斯公式已经不适用于纳米气泡。有人提出可能是表面材料对表面张力产生的影响,也有人认为是过饱和溶液能降低纳米气泡表面张力,这也是纳米气泡长寿命的原因。若气泡的气-液界面包含表面活性剂如蛋白质或去垢剂,则表面活性剂能降低表面张力,降低气泡内压,增加气泡稳定性。

纳米气泡技术是有效的气液混合技术,过去 20 年,这一技术受到大量研究人员的关注,多数研究集中在微纳米气泡制备、测定和纳米气泡特性分类等方面。

4.5.3　纳米气泡制备方法

空化产生气泡是静态或准静态过程,主要在特定温度下使压强下降到某阈值,这类似于沸腾,区别是通过降低压强而不是增加温度。气泡形成后进入融合和崩解的动态过程。根据气泡内容不同,空化分为雾空化和气空化。气泡融合和气泡崩解是小气泡的两种相反状态,小气泡融合起来可变成大气泡,也能通过崩解变成更小的气泡。

气泡制备方法主要包括水力空化和颗粒空化、声学或声波降解法、电化学气蚀和机械搅拌等。所有技术背后的物理学基础都是利用表面张力和能量消耗降低压强。加压强空化有两种技术,一个是利用水流湍流造成压强改变的水力空化,另一个是使用声波空化作用。局部能量耗竭空化可用光源光子或其他基本粒子诱导。在水处理技术中,水力空化是常用的气泡制备技术,通过加压饱和、气泡剪切、分裂和机械搅拌等产生气泡。声波空化是利用声波在液体中产生的高负压超过周围静水压的空化作用产生气泡。超声波探头有的放在液体内,也有的放在液体外。声波空化有两种情况。第一种是均匀成核,是气泡崩解时声波引起的拉伸应力超过分子间作用力。实现这一目标所需的能量远远大于理论计算值,因为液体本身具有非均匀性,气泡出现具有不确定性。第二种是异相成核,空化在液体最薄弱区域出现,例如液体中本来存在不易扩散的气体。电化学方法是用表面产生电流形成气泡。机械空化是利用高速搅拌将有限体积气体与液体进行混合,其原理与水力空化类似。

实验室纳米气泡制备方法包括浸渍自发生成、溶液替换、温差、电解水、催化和加减压等。工业制备主要考虑能耗和效率,纳米气泡的基本工业制备方法有四类,分别是机械剪切、超声空化、加减压和湍流管法。机械剪切是高速搅拌溶液,让有限体积的气体和液体充分混合并空化成气泡。超声空化是利用声波使液体局部出现负压应力,负压使局部液体内气体过饱和而析出气泡。加压使气体溶解度增加,减压使气体出现过饱和而析出。湍流管法是利用湍流形成的局部水压的波动。这些方法制造气泡的基本原理非常接近,都是利用水压强的剧烈波动,使水中气体在溶解和析出的快速转换中产生气泡。为了获得更好的效果,实际应用中常将多种方法联合起来使用。生产包装氢水时,常用超声结合加减压,通过技术指标优化获得最佳气泡生成效果。小型纳米气泡氢水机常采用减压湍流管技术。

4.5.4　纳米气泡超长寿命原因分析

纳米气泡的稳定性一直存在争议,按照经典的杨-拉普拉斯公式,气泡体积越小,表面张力越大,内部压强越大,内部压强大会驱动气泡内气体向液体扩散溶解,表面张力和气体逸出的结果使气泡快速趋向缩小甚至崩解消失。例如,当气泡直径为 159 纳米时,可产生大约 4.5 个大气压的内压。这样高的内压已达到气泡快速崩解的条件。理论上纳米气泡不可能长时间存在,但许多研究发现纳米气泡寿命非常长,在液体中纳米气泡能长时间大量存在。

需要强调的是,纳米气泡长寿命的一个重要特点是有一个尺度范围,大约在 150 纳米,并且在 50～500 纳米(见图 4 - 3),条件如温度、液体和气体成分不同,这个范围有一定变化。当气泡直径小于 50 纳米,如极小纳米气泡,仍然符合快速崩解的特点;当气泡直径超过 500 纳米,正好处于经典气泡具有收缩趋势的范围。

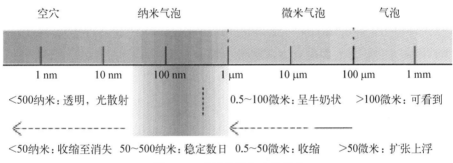

图 4 - 3　不同尺度气泡的特点

纳米气泡的浮力非常小,周围溶液分子运动影响相对很大,导致纳米气泡不能上浮到水面,可长时间悬浮在液体中。理论上 5 微米气泡就不会上升,这种气泡的浮力小于液体流动的干扰,气泡之间和气泡与液体分子之间的影响也相对比较大。关于纳米气泡内压,一些科学家不同意根据杨-拉普拉斯公式的理论计算值。杜尔曼计算了液滴的表面张力,并提出随着体积缩小,表面张力相对降低,纳米气泡内压强也可能低于杨-拉普拉斯公式的理论计算值。长山等进行的分子动力学模拟也发现,纳米气泡内压强远低于杨-拉普拉斯公式的理论计算值。吴承勋等进行的氢气汽油内纳米气泡的分析发现,氢气纳米气泡寿命可以稳定 121 天。

纳米气泡稳定的关键因素是电动电位。纳米气泡表面负电位就是这种电动电位。纳米气泡与胶体颗粒的性质类似,在表面都会形成一层电位,这种电位在物理学上有专门的名称,称为电动电位。纳米气泡电动电位的特征就是气泡界面外侧呈负电,内侧呈正电。电荷排斥与表面张力作用方向相反,具有降低内压和表面张力的作用。任何能增加负电荷的物质都有利于气-液界面,如用氢氧根离子或防静电枪增加阴离子能缩小纳米气泡直径。普通纳米气泡直径约为 150 纳米,二氧化碳纳米气泡混合 1 小时后直径只有 73 纳米,是因为二氧化碳气泡界面有高浓度碳酸根离子。与表面电荷类似,纳米气泡之间缺乏分子间作用力(气泡内电子密度接近于零),也能避免气泡融合。分析发现,纳米气泡表面电荷能对抗表面张力,避免纳米气泡内形成过高压,能减少气体因高压向液体中溶解,避免气泡发生崩解。气泡达到平衡是稳定的基础,那么表面电荷密度对于气泡稳定性是重要的。当纳米气泡发生收缩时,电荷密度随之增加,在这个过程中,电荷起到使气泡扩张的作用。即使在平衡状态,气泡内气体仍然可以向未饱和的液体中溶解,除非这种液体表面也充满该气体。

盐离子浓度是影响纳米气泡稳定性的负面因素。纳米气泡稳定性也会受溶液酸碱度等性质的影响,溶液碱性越强,气泡体积越大。气泡与溶液之间气体双向扩散、速率下降也是一种关键因素,这也类似于当前比较热门的界面水效应的概念,纳米气泡大概算是一种最安全的界面水溶液制备方法。中国科学院上海高等研究院张立娟等曾经用同步辐射软 X 射线对纳米气泡表面这种水结构进行了研究,证明纳米气泡壳是一种非常特殊的水结构。

4.5.5 纳米气泡检测方法

尽管纳米气泡非常稳定,但是气泡大小分布、气泡数量和平均大小都会随着时间发生改变。界面纳米气泡检测常用原子力显微镜。体相纳米气泡常用光散射、冷冻电子显微镜和共振质量测量,共振质量测量是简单方便的区分固体颗粒的技术。纳米气泡溶液的特点会受到纳米气泡等效直径、数量和大小分布的影响。不同方法可能会有不同的测定结果。

纳米气泡受到布朗运动的影响大,表面有硬壳,其行为接近固体纳米颗粒,因此,纳米气泡可以用动态光散射方法进行测量,动态光散射是利用通过样品的反射波波形改变进行分析。波形受颗粒布朗运动影响,大气泡产生的散射作用强,但波动比较慢。用斯托克斯-爱因斯坦公式计算扩散常数确定颗粒半径。这种方法最多能测量每毫升 10 亿个纳米气泡。分析总体信号可以获得气泡数量和大小分布,但不能获得每个气泡的运动情况。纳米气泡运动需要用纳米颗粒跟踪分析方法。

纳米颗粒跟踪分析如 NanoSight 是相对分析方法,这种方法利用光散射跟踪小体积(80 皮升)中的每个气泡,能确定特定时间纳米气泡在 x 或 y 轴上的运动。颗粒运动速度取决于颗粒大小,体积越大,速度越小。相对于动态光散射每毫升至少 10^9 个纳米气泡,纳米颗粒跟踪分析能分析更低浓度的纳米气泡,可达到每毫升至少 10^5 个纳米气泡。

共振质量测量是对流过一个共振跳板的纳米气泡进行的测量,这是一种比较新的技术,能清楚区分固体和气体纳米颗粒。1 微升纳米气泡溶液每分钟通过共振器约 12 纳升,理想状况是每秒通过一个纳米气泡,改变有效质量并被转换为共振频率。

库尔特氏计数器是病毒和细菌等微生物的计数装置,主要由两个小室组成,中间以不导电的薄隔板隔开,隔板带有大小与待计数的颗粒类似的单一小孔,每个小室都有电极。当纳米气泡等颗粒进入微管时,因为管内液体被气泡代替,电阻发生改变,其变化与颗粒体积有关,利用这个特征可对通过微管的纳米气泡进行计数和体积计算。

直径超过 500 纳米的大纳米气泡能用高分辨光学显微镜进行图像分析,观察时需要用亚甲蓝进行染色。也有利用气泡内气体成分的性质进行检测的方法,例如用红外线探测二氧化碳纳米气泡。

电动电位也经常作为纳米气泡探测指标,研究显示,较大的电动电位是纳米气泡稳定性的原因,但是这种电位不能提供气泡数量和体积的信息。电动电位高峰是气泡直径在 10～30 微米时,分散粒子因表面带有电荷而吸引周围的离子,这些离子在两相界面呈扩散状态分布而形成扩散双电层。测量电动电位的方法主要有电泳法、电渗法、流动电位法和超声法,其中电泳法应用最广。测量纳米气泡电动电位可使用电动电位分析仪。

第5章 氢气在机体内的运行规律

氢气摄取的基本方法有吸入、饮用、静脉注射和沐浴等,了解氢气如何进入人体以及在体内的运行规律,对理解氢气如何发挥作用、如何改进和提高氢气治疗的效果等都有重要价值。

在各种液体以及机体内部,氢气溶解和释放的过程是通过扩散实现的。例如将一杯不含氢气的水放在纯氢气舱内,氢气可以立刻扩散进入水中,但进入水中的部分氢气分子也会从水中释放出来。但是此时氢气分子进入水中的数量超过释放出来的数量,宏观上看是氢气向水中扩散。随着时间延长,水中氢气的浓度越来越高,当浓度达到溶解度时,进入水中和离开水中的氢气分子数量达到动态平衡,氢气浓度不再继续增加,此时就达到饱和浓度。例如在室温和一个大气压情况下,1升水中大约可以溶解18毫升氢气,这就是氢气的溶解度。氢气等非极性分子在水中的溶解度比较小,主要有两方面原因,一是水分子之间结构比气体致密,水中缺乏容纳气体分子的空间,另一方面是水分子数量多,与气体分子发生碰撞的机会大,气体分子比较容易被排挤出来。非极性气体在水中的溶解度虽然低,但这些气体分子不与水相互结合,以独立分子存在于液体中,在生物系统内的扩散不受细胞膜限制。氢气、氮气和氧气等非极性气体分子都可以自由跨膜出入细胞。

当人体呼吸的气体成分或者压强与正常呼吸的空气不同时,意味着某种气体在人体内外存在压差,气体会因为压差梯度扩散进入肺组织和血液,然后经血液循环运输到身体各部位,在这一过程中,气体在体内浓度发生有规律的变化。首先,血液中浓度不断增加到饱和,其次是脑组织浓度达到饱和,最后是其他组织。停止吸入后,体内溶解的气体由于与外界存在分压差,按照浓度梯度沿着与吸入相反的方向释放到体外。吸入氢气用于疾病治疗时,体内氢气浓度变化规律与潜水过程中呼吸高压混合气规律类似,本书借助潜水医学关于惰性气体在体内运行规律的知识,来深入解释吸入氢气后体内氢气的运行规律。

采用不同的使用方法,氢气在体内的运行特点不完全一样。饮用氢水或注射氢气溶液时,氢气吸收的过程与吸入不同,但在体内的分布同样符合吸入的规律。氢气具有非常强的扩散能力,采用氢水沐浴也能通过皮肤有效吸收氢气。进入体内的氢气一部分被身体代谢消耗,大部分经过肺释放到体外,少部分氢气可以经过皮肤释放。

5.1　生理性惰性气体

潜水医学中经常提及的惰性气体与化学中所指的惰性气体有不同内涵。化学的惰性气体主要包括氦族气体,有氦、氖、氩、氪、氙和氡,这些气体的化学性质十分稳定,难以与其他物质发生化学反应,因此称为惰性气体。而潜水医学所说的生理性惰性气体是指仅以物理溶解状态存在于机体内部,不与机体内的物质发生化学反应,不参与机体的新陈代谢,只按体内外该气体的压差梯度自由扩散的一些气体。按照此定义,潜水医学中把氦气、氮气和氢气都作为惰性气体(见表 5 - 1),氦气是深潜水作业经常应用的惰性气体。氢气化学性质比较活泼,但是在潜水作业中也作为惰性气体应用。氢气医学的研究结果表明,氢气能在生物体内与其他物质发生反应,氢气已经不完全符合潜水医学领域关于惰性气体的定义。那么这种可以与其他物质发生反应的气体是否仍算惰性气体? 解决这个问题的有效手段只能是重新修改潜水医学中关于惰性气体的定义。从这个角度上讲,关于氢气医学效应的研究,至少可以引起人类对潜水呼吸气体的重新认识,对潜水医学的研究也具有非常重要的促进作用。

表 5 - 1　各种惰性气体的常用标准物理参数

气体	相对分子质量	密度，STP/(g/L)	比值(以空气为1)	黏度，STP/(μPa·s)	扩散系数，STP/(cm²/s)	
					水　中	空气中
氢气	2	0.09	0.069 5	8.4	$5.2×10^{-5}$	0.634
氦气	4	0.18	0.138	18.6	$7.9×10^{-5}$	0.503
氖气	21	0.90	0.695	29.8	$3.48×10^{-5}$	0.222
氮气	28	1.25	0.967	16.6	$3.01×10^{-5}$	0.190
氩气	40	1.79	1.379	21.0	$2.52×10^{-5}$	0.159

　　说明：STP 指标准状况(standard temperature and pressure)，定义为 273.15 开尔文和 1 个标准大气压(约为 $1.01×10^5$ 帕)。

　　惰性气体对机体的生存并非无用或可有可无，相反是维持生命不可缺少的重要气体介质成分。氧气是维持生命必需的氧化-磷酸化能量代谢过程的关键物质，但若氧分压过高或吸纯氧，将会对机体造成损害甚至死亡，因为过量氧气对机体存在毒性作用。通常我们呼吸的空气中含有 21% 的氧气，这种浓度与压强的氧气是维持人体生存最适宜的，称为常氧。而常氧浓度的维持是因为空气中含有 78% 的氮气，它起了"氧气稀释剂"的作用。潜水和高气压作业时，为保证安全范围的氧气吸入，需要根据具体情况利用惰性气体与氧气混合，这样的混合气体是保证高气压下机体安全的呼吸介质。

　　惰性气体往往都是非极性分子，非极性气体分子的吸收和排出都符合气体的基本溶解规律。吸入少量氢气与吸入高压氢气或氮气的基本规律是类似的。通过液体途径如腹腔注射或饮用氢水，氢气会按照浓度梯度被机体迅速摄取，虽然吸收的速度和进入人体的方式存在比较大的区别，但释放的方式仍存在类似性。

5.2　惰性气体在体内的运行规律

　　当机体呼吸新的不同于空气成分的混合气体时，必须经过三个阶段：开始呼吸阶段、稳定阶段和停止呼吸阶段。为了方便理解，我们参考潜水医学的呼吸气体运行规律来解释氢气是如何在开始阶段进入机体内,在体内的分布特点,以及停止呼吸后如何从体内释放到体外。这个运行规律是 20 世纪初霍尔丹等通过动物实验研究和空气潜水的实践经验总结而成,阐述了潜水过程中,作为惰性气体之一的氮气在体内的运动规律。这是现代潜水医学关于惰性气体在体内运动规律的经典理论,其后潜水气体运行规律的发展和改进都以此为基础。

5.2.1　几个重要的专业性概念

1) 饱和及饱和度

某种气体在人体内外存在的压差梯度会促使气体不断溶解入体内并逐渐累积,最后达到溶解气体的张力与环境中该气体的分压相同,即单位时间内进出溶液的分子数相等、呈现动态平衡的状态称为饱和。某种组织中溶解气体已达饱和状态,该组织称为饱和组织。

饱和度是高气压医学中用于表明饱和程度的术语。惰性气体在体内的饱和度常用百分数表示。例如,以 100% 表示完全饱和,50% 表示半饱和。与此相对应,也可以用百分数表示饱和度的缺额,即表示尚未饱和的程度。饱和度和饱和度缺额互为消长,两者之和为 1。

2) 半饱和时间、假定时间单位、理论组织、完全饱和

这几个是计算一定时间内,机体内气体溶解程度的关键概念。半饱和时间是 Haldane 首先提出的,它是指"填满"某类组织当时存在的惰性气体饱和度缺额的一半所需要的时间,通常用符号 $t_{1/2}$ 表示。以半饱和时间作为惰性气体饱和的计时单位,称为假定时间单位,假定时间单位(n)就等于实际时间(T)除以半饱和时间:$n = T/t_{1/2}$。

Haldane 根据氮气在体内不同组织中的半饱和时间的不同,对组织进行分类,称这样分类的组织为理论组织。他将全身组织分为以下五类(Ⅰ~Ⅴ)理论组织,并计算发现经过 6 个假定时间单位后,五类理论组织的饱和度均可达到 98%,认为这是达到"完全饱和",可以根据各类理论组织的半饱和时间来推算它们各自达到"完全饱和"所需的时间(t_s)。其计算公式为

$$t_s = t_{1/2} \times 6 \qquad\qquad (5-1)$$

五类组织的介绍如下：

(1) Ⅰ类组织：$t_{1/2}=5$分钟，又称5分钟组织，包括血液、淋巴等。

(2) Ⅱ类组织：$t_{1/2}=10$分钟，又称10分钟组织，包括腺体、中枢神经系统的灰质等。

(3) Ⅲ类组织：$t_{1/2}=20$分钟，又称20分钟组织，包括肌肉等。

(4) Ⅳ类组织：$t_{1/2}=40$分钟，又称40分钟组织，包括脂肪、神经系统的白质等。

(5) Ⅴ类组织：$t_{1/2}=75$分钟，又称75分钟组织，包括肌腱、韧带等。

根据公式进行计算，可以得出五类理论组织达到"完全饱和"所需的时间分别为30分钟、60分钟、120分钟、240分钟和450分钟。可见，半饱和时间越长的组织，达到"完全饱和"所需的时间也越长。但机体暴露于某种气体环境中450分钟后，该气体在各类理论组织中都已达到"完全饱和"。

从以上的论述中，我们可以掌握两个重要信息。第一，当人体呼吸一定浓度（如2%）的氢气后，人体内的氢气浓度是逐渐增加的。第二，不同的组织增加的速度是不一样的。根据理论组织的规律，血液中的浓度首先增加，然后是脑组织，而某些组织增加的速度则非常缓慢。血液可以在30分钟左右达到最大饱和浓度，继续吸入氢气也不会使其在血液中的浓度继续增加，但脑组织则需要60分钟才可以达到同样的饱和浓度，其他组织需要更长时间。

5.2.2　气体的饱和过程

机体进入高气压环境或者开始呼吸不同成分的气体时，内外压差梯度会促使气体通过肺泡迅速扩散进入血液，然后由动脉血液带到全身组织。由于肺泡壁和全身毛细血管的面积都非常大，它们的管壁都非常薄，因此，在肺和全身组织中进行的气体交换可以说在瞬间即可完成。饱和过程的主要时间就花在气体在血液中的运输上，血液在全身循环一周约为18秒。血液把气体传递给组织后，回流的静脉血重新与肺泡接触，此时呼吸气与血液之间的气体压差梯度比前一次循环有所减小，由肺泡向血液以及由血液向

组织扩散的惰性气体也比前一次有所减少。如此周而复始,随着时间的推
移,组织内气体张力与外界该气体的分压达到平衡,肺泡气、动脉血、组织、
静脉血各环节之间气体的压差梯度都会消失。

如果以假定时间单位为计时单位,那么,在第一个假定时间单位内所完
成的气体的饱和度为 50%,在第二个假定时间单位内,又"填满"了第一个假
定时间单位所遗留缺额的 50%,即 50%×50%=25%,两次累计饱和度达
75%。在第三个假定时间单位内,又"填满"了第二个假定时间单位所遗缺
额的 50%,即 25%×50%=12.5%,累计饱和度达 87.5%。依次类推,随着
假定时间单位数的增加,饱和度的累积值越来越大,遗留的缺额越来越小
(见图 5 - 1)。

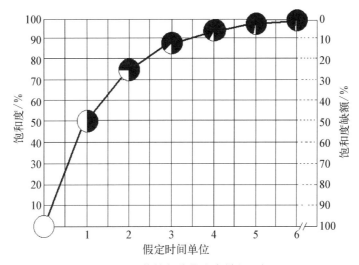

图 5 - 1　惰性气体饱和度增长图解

要计算经过若干假定时间单位(n)后所达到的累计饱和度(s),可用下
列公式:

$$s = 1 - (1 - 50\%)^n \tag{5-2}$$

通常,将式(5-2)简化为

$$s = (1 - 0.5^n) \times 100\% \tag{5-3}$$

根据上式可详细计算不同假定时间单位暴露后的气体饱和度累积值。

5.2.3 气体的脱饱和过程

就机体的整体而言,在已溶入体内的惰性气体张力高于外界该气体的分压时,气体按照压差梯度向体外扩散直至平衡的过程称为惰性气体的脱饱和。氢气吸入或其他给氢方式结束后,体内溶解氢气的张力超过外界呼吸气体的氢气分压,体内的氢气也会按照类似的方式通过循环和呼吸释放到体外。由于氢气具有非常大的扩散能力,氢气通过皮肤释放的比例也不容忽视。

Haldane 认为,惰性气体脱饱和与饱和的不同仅在于扩散的方向相反,即脱饱和时血液从组织到肺输送溶解气体。但实际上除了方向相反以外,脱饱和的时间要比饱和时间长得多,其原因主要有两点:① 脱饱和时气体是从液相向气相扩散,因而受到液体对气体分子的束缚作用,如果液体中含胶体蛋白之类的物质,这种束缚作用就更明显;② 高气压环境下脱饱和时,为了避免潜水疾病、保证安全还要受过饱和安全系数的控制(见图 5-2)。

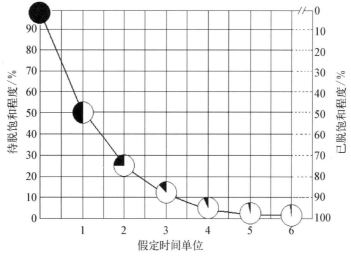

图 5-2 惰性气体脱饱和过程图解

利用惰性气体的饱和及脱饱和规律可以解释氢气的体内变化规律和特点。例如,由于人体血液循环比大鼠慢得多,因此在同样剂量的情况下,人体血液中氢气浓度上升的速度要低于大鼠,停止吸入或注射等给氢方式后,氢气浓度的下降速度也比较缓慢。机体内氢气浓度上升和降低的过程都符合惰性气体饱和及脱饱和规律。

5.3　氢气在体内的运行规律

5.3.1　吸入时氢气在体内的运行规律

任何生物都必须呼吸,只是呼吸的方式和结构不同而已。人体气体交换是非常复杂的方式,外界空气中氧不能直接进入细胞,是通过肺交换进入血液,由血液运送至全身的组织和细胞,再把它们的代谢产物之一——二氧化碳运输至肺部排出。氧气进入人体和二氧化碳排出体外都是按照气体扩散规律进行的。

人体血液循环模式如图 5-3 所示。图中体循环的路线是:左心室→主动脉→各级动脉→身体各部分的毛细血管网→各级静脉→上、下腔静脉→右心房。动脉将富含养料和氧气的血液送到身体各器官的毛细血管网,与组织细胞进行物质交换,将运来的养料和氧气供细胞利用,同时把细胞产生的二氧化碳等废物运走,血液由含氧丰富的动脉血变成含氧少的静脉血。

理解吸入后氢气在体内的运行路线,需要回忆一些循环生理学基础知识。简单地说,血液循环有大循环和小循环两个子系统。大循环也称为体循环,是左心系统,来自肺静脉的含氧动脉血进入左心房过渡,经过左心室泵入主动脉,经过小动脉分流到全身器官,在全身器官进行气体交换,氧气扩散进入组织细胞内,组织细胞内二氧化碳扩散到血液中,然后经过毛细血管汇集成小静脉,最后汇入上下腔静脉回流到右心房。小循环也称为肺循环,是右心系统,来自全身的含丰富二氧化碳的静脉血进入右心房过渡,经过右心室泵入肺动脉,扩散到肺组织进行气体交换,通过二氧化碳释放和氧气摄取,血液变成动脉血,血液经过毛细血管汇集到肺小静脉,最后汇入肺静脉回流到左心房。

当人体吸入氢气或其他气体时,气体进入体内的过程完全类似于氧气进入体内的过程。不同的是氧气在血液中运输可依靠血红蛋白的协助,溶

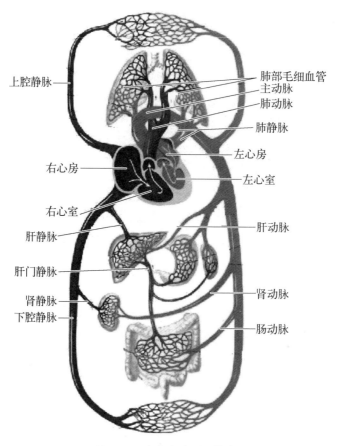

上腔静脉

右心房

右心室

肝静脉

肝门静脉

肾静脉
下腔静脉

肺部毛细血管
主动脉
肺动脉

肺静脉

左心房

左心室

肝动脉

肾动脉

肠动脉

图 5-3　人体血液循环模式

解度可增加许多倍,而氢气没有血红蛋白这样的运输分子协助,所以进入体内的效率远远不如氧气。

　　人体吸入氢气时,外界氢气浓度高,体内氢气浓度低,氢气吸入后血液和组织内氢气浓度会逐渐增加,需要一定时间才能达到平衡浓度。根据潜水医学理论计算,大约30分钟后人体血液中氢气浓度可以达到最高饱和浓度(见图 5-4),大脑则需要60分钟才能达到这样的浓度。30分钟后血液氢气浓度已经达到峰值,即使继续吸入氢气,其浓度也不会继续增加,但是血液内氢气会不断向其他组织扩散,同时氢气不断通过肺组织进行气体交换溶解,这种饱和是一个动态平衡过程。持续吸入氢气到一定时间(6~24 小时),全身各个组织都能达到稳定的饱和浓度。

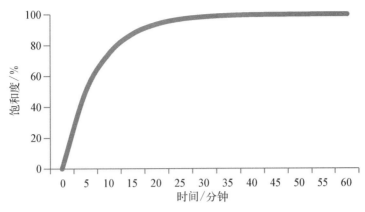

图 5-4　氢气吸入后,血液内氢气浓度随时间的增长规律

停止吸入氢气后,体内氢气浓度呈指数递减,速度下降,变化规律类似吸入的逆过程。血液内氢气通过肺释放到体外,由于组织器官溶解的氢气按浓度梯度进入血液,血液内溶解的氢气完全消失需要经过比饱和过程更长的时间。

小动物体积越小呼吸循环效率越高,气体吸收或释放的速度都明显快于人体,与人体的循环效率相差很大。研究表明,大鼠吸入 2% 氢气,动脉血和心肌氢气浓度 2 分钟后开始上升,约 5 分钟达到峰值。小野教授等研究人体吸入氢气后动脉血和静脉血液中氢气浓度的变化,发现人吸入 3%~4% 氢气时动脉血和静脉血氢气浓度迅速升高,20 分钟可达到峰值,吸入氢气的浓度越高,血液中氢气浓度也越高。吸入 4% 浓度氢气时,动脉血中氢气浓度可达 24 微摩尔/升,停止氢气吸入后氢气浓度迅速下降,经过约 6 分钟和 18 分钟后,动脉血和静脉血的氢气浓度可分别降至最高浓度的 10%,与我们分析 30 分钟血液浓度达到饱和的结论基本符合。

5.3.2　饮用氢水时氢气在体内的运行规律

饮用氢水时,氢气被吸收的过程接近水的吸收过程。由于氢分子比水分子小且没有极性,氢气被消化道吸收的速度高于水。氢水内氢气的主要吸收部位是胃,人饮用氢水后,氢气在 10~20 分钟内可以大部分在胃内被吸收进入血液,少部分随着胃排空进入小肠,在小肠被吸收一部分,极少能维持到大肠。经常得到饮用氢水对便秘和结肠疾病治疗效果的反馈,原因可能有两点:一是进入大肠的少量氢气也可能会发挥比较大的作用;二是氢气本身对肠道蠕动的促进作用,这一因素对消化道疾病的影响不可小觑。

消化道吸收的氢气会沿着胃和十二指肠的静脉→门静脉→肝脏血窦→肝静脉→下腔静脉→右心房→右心室→肺动脉→肺组织的血液循环通路在机体内扩散,最终在肺内气体交换过程中大量释放到体外。剩余部分经过肺静脉返回左心房,经过大循环进入大脑等全身组织器官发挥作用。饮用氢水后氢气浓度最高的器官是上消化道和肝脏门脉系统,单从剂量角度考虑可能饮用氢水对肝脏疾病的治疗效果更理想。

氢水中氢气的张力比较大,饮用后快速在消化道内吸收,血液内氢气浓度同样快速增加。吸收速度快导致氢气在体内的峰值时间比较短,研究数据表明,成人饮用 300 毫升饱和氢水后,呼吸监测到氢气浓度在 10～15 分钟达到高峰,摄入氢水量越多,呼出气体中氢气浓度也越高。此后氢气浓度下降,60～150 分钟恢复到初始水平。下内章人教授发现,饮用氢水后,72% 的氢气随呼吸排出体外,0.1% 的氢气通过全身皮肤排出体外,据此推测,20% 以上的氢气被人体代谢消耗。有研究发现,饮用 300 毫升 0.8 ppm(质量比)的氢水,呼出气的氢气浓度可达 36 ppm(体积比);饮用 300 毫升 1.2 ppm 的氢水,呼出气的氢气浓度可达 56.8 ppm。饮用过饱和浓度的氢水则吸收速度更快,有少数年轻人饮用过饱和氢水会有一过性短暂头晕,可能因为血液内氢气浓度高导致氧分压相对不足,年轻人吸收和循环功能好,氢浓度峰值更高,产生这样的影响更明显。

饮用氢水和吸入氢气后,氢气在体内的运行存在很多不同。饮用氢水后血液内氢气浓度增加速度快但维持时间短;吸入氢气后血液内氢气浓度上升慢,维持时间与持续吸入的时间有关。在总摄取量方面,饮用氢水的摄取量是固定的,氢水内氢气可完全被机体吸收,但总剂量有限;氢气吸入的摄取量与浓度、吸入时间有关,吸入浓度越高,时间越长,则摄取量越高。

静脉注射氢气生理盐水的情况与氢水饮用的情况接近,氢水注射到静脉后,随着血流返回右心房,经过小循环和肺后返回左心房,经过大循环扩散到全身发挥作用。在人体试验中,静脉注射 500 毫升氢气生理盐水 30 分钟,动脉血和静脉血中氢气浓度约在15分钟升高到峰值,而皮肤释放的氢气在30分钟内一直上升。停止注射后,血液氢气浓度和皮肤释放均立刻下降。

5.3.3　沐浴时氢气在体内的运行规律

氢水沐浴时,氢气能透过皮肤表面吸收进入血液循环。氢气依次通过排列紧密的角质层、透明层、颗粒层、棘层和基底层到达真皮组织,经过毛细血管进入血液,也可以经过皮肤附属器官更快速地进入血液(见图5-5)。氢气随着皮肤静脉回流到心脏,经过右心房和小循环从肺释放一部分,剩余氢气通过左心房和大循环扩散进入全身器官。氢气通过皮肤的扩散能力非常强,氢水接触皮肤数秒后就能进入血液,经过皮肤吸收完全可行。吸入氢气和饮用氢水后有部分氢气能通过皮肤释放到体外,利用这一特点可以设计体内氢气含量分析方法。

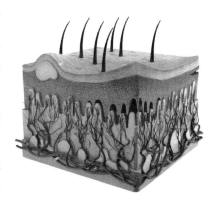

图5-5　皮肤血管支配模式图

5.3.4　不同氢气使用方式的比较

使用氢气的方法不同,氢气吸收的模式也不一样,氢气摄取速度和剂量也会存在明显差异。饮用氢水先经过门静脉进入肝脏,进入血液循环的氢气又经过肺的快速逃逸过程,而吸入氢气不会有快速逃逸的问题。沐浴是经过皮肤吸收,由于氢气在水中溶解度比较小,沐浴时氢气吸收的效率比较低。与饮用氢水相比,沐浴的优势是可持续地摄取氢气,进入体内氢气的总体剂量可更高一些,氢水沐浴最突出的优点是可以使皮肤获得更高浓度的氢气。

三种方式各有优势,最后会体现在疾病治疗效果上(见表5-2)。笔者个人的经验和体会是,饮用氢水对消化道和肝脏疾病有优势,吸入氢气对呼吸系统疾病、神经系统和心脑血管疾病有优势,氢水沐浴则对皮肤病有特别的优势。氢气使用的方式不只这三种,还有氢气注射、诱导细菌产生氢气和材料技术等方式,这些给氢方式都缺乏氢气体内运行规律的研究。本书中关于不同氢气使用途径的内容大部分是根据相关学科资料并经过理论推演获得,目前缺乏比较详细准确的测定数据,仍然需要进一步验证。

表 5-2　各种氢气使用方式的特点

使用方式	浓度最高器官	优　　点	缺　　点
氢水饮用	胃和肝脏	方便,可自用	剂量较小
氢水沐浴	皮肤	局部效果好,可自用	剂量小
氢气吸入	肺和支气管	剂量范围大,医用或自用	需要设备,安全性低
静脉注射	肺	剂量确定	仅医用

第6章　氢气的选择性抗氧化机制

　　氢气的生物学效应机制目前主要认为是选择性抗氧化,为了详细了解这一机制,必须熟悉自由基和活性氧以及氧化损伤的研究背景。本章主要围绕与氢气选择性抗氧化关系比较密切的相关内容进行介绍,方便读者对自由基生物学有一个大概的了解和把握。

　　自由基是原子核外存在的不成对电子的原子、原子团或分子。活性氧是生物体内与氧代谢有关的含氧自由基和易形成自由基的过氧化物的总称。许多人认为自由基或活性氧是百病之源,过分夸大自由基或活性氧的负面作用。实际上,自由基和活性氧首先是生命体内非常重要的活性物质,作为能量代谢的核心,氧化磷酸化过程就是一连串自由基反应,大部分自由基或活性氧对机体有利而非有害。甚至可以说,没有自由基就没有生命,没有自由基就没有健康。

　　氧化应激是机体维持正常功能的基本条件,但是自由基或活性氧过度增加或氧化应激超过一定限度,则会造成组织氧化损伤。氧化损伤几乎发生在所有疾病的病理生理过程中,研究发现少部分活性强的毒性自由基是产生氧化损伤的元凶,针对这些自由基的抗氧化才是对抗氧化损伤的有效手段。氢气能够中和毒性自由基,相对于无差别清除自由基的抗氧化物质(如维生素 C、维生素 E 等),氢气是解决氧化损伤最可靠有效的手段。氢气的选择性抗氧化特性是最近几年自由基生物学领域的新发现,已经成为自由基生物学领域最活跃的研究方向之一。选择性抗氧化效应和生物安全性优势让氢气具有广泛的应用前景,大量临床研究结果也支持这一判断。如果说自由基生物学是一顶皇冠,拥有选择性抗氧化特性的氢气就是皇冠上最璀璨的明珠。

6.1　自由基和活性氧是重要的生物活性物质

自由基是指包含核外最外层电子带有未成对电子的分子、原子、基团或离子。根据自由基的定义,许多具有重要生物学作用的金属离子如铁离子、铜离子因为存在未成对电子,也可归类于自由基。活性氧是指在生物体内与氧代谢有关的含氧自由基和易形成自由基的过氧化物的总称,生物体内常见活性氧包括单线态氧、超氧阴离子、过氧化氢、羟自由基、一氧化氮和亚硝酸阴离子等。

6.1.1　氧气是一种生命必需自由基

氧气也属于自由基,由于氧存在两个未成对电子,所以氧气是一种比较特殊的双自由基,这是许多人所不了解的。地球生命的进化史也是对抗氧气毒性的历史。在地球生命进化过程中,大氧化事件是最著名的历史阶段,指的是随着地球大气中氧气浓度越来越高,许多生命无法耐受氧气毒性而消亡,氧气的毒性促使细胞内线粒体的产生、真核细胞的出现和后来丰富多彩的高等生命现象的发展。

绝大部分地球上的生命包括人类是需要氧气的,没有氧气,许多生命过程无法维持,从这个角度看,至少氧气这种自由基对生命健康非常重要。这是证明自由基是非常重要物质的证据。有人认为氧气是一种特殊自由基,有毒有害的是其他比氧气更活泼的自由基,除氧气以外的活性氧才会对机体有害。事实恰好相反,许多活性氧或自由基与氧气一样,也是非常重要的生命活性物质。氧气与其他自由基一样,是生命不可缺少的物质,但过多也会产生毒性。

细胞是机体最基本的结构和功能单位,高等生物是由无数细胞组成的复杂系统,例如成年人体大约由 1 600 万亿细胞组成。细胞要维持正常功能,需要持续地利用氧气代谢能量物质产生三磷酸腺苷(ATP),ATP 是一种核苷酸,作为细胞内能量传递的分子"通货"储存和传递化学能。细胞利用生物化学反应产生能量的过程就是能量代谢。

众所周知,没有氧气人活不了,对需氧生物来讲氧气非常重要。氧气之所以对生命重要,是因为氧气是生物体内唯一的电子最终接受体,体内没有任何物质能代替这种气体,如果没有氧气,需氧细胞就失去持续接受电子的氧化能力,能量代谢无法顺利进行。不可替代性是需氧生物不能离开氧气的根本原因。生物体内电子常以氢原子的形式出现,机体摄取的糖、蛋白质和脂肪等能量物质在细胞内各种酶催化下进行三羧酸循环,产生的氢原子输送到线粒体,通过氧化磷酸化的电子传递链,最终把 4 个电子交给氧气分子反应产生水。值得注意的是,尽管三羧酸循环和氧化磷酸化由许多氧化还原反应组成,但氧气只在氧化磷酸化最后阶段才参与。

从宏观来看,细胞能量代谢可简化为氧与氢反应产生水,这是能量代谢的最终结果,也是生物体内能量代谢的基本方式。如果没有氧气,能量代谢就无法持续进行,细胞就不能产生和利用能量。在生命进化过程中,随着一种重要亚细胞结构线粒体的出现,细胞获得对许多能量物质如葡萄糖进行逐级分解的能力,分解形成的电子提供给氧气,整个过程可产生 ATP 供生命活动所需。

6.1.2　一氧化氮和其他活性氧自由基的产生和转化

一氧化氮存在不成对电子,是一种典型的自由基,也是最著名的活性氧信号分子。1980 年,美国科学家 R. F. 弗奇戈特(Robert F. Furchgott)在研究中发现了一种小分子物质具有松弛血管平滑肌的作用,后来被命名为血管内皮细胞舒张因子。1988 年,帕默等人证明,L-精氨酸是血管内皮细胞合成一氧化氮的前体,从而确立了哺乳动物体内可以合成一氧化氮的概念。后期多位学者对其药理作用以及化学本质进行了一系列实验,确定一氧化氮是重要的内皮舒张因子,它舒张血管平滑肌的程度与其含量有关。

人体内消耗的氧气 98% 是用于氧化磷酸化过程,这些氧分子同时获得四个电子变成水,另外 2% 左右只获得一个电子变成超氧阴离子。超氧阴离子是水溶性物质,由于脂溶性差难以跨过细胞膜,有局部积聚导致生物活性分子被氧化破坏的趋势,为了避免这一后果,细胞进化出一种有效清除超氧阴离子的超氧化物歧化酶(superoxide dismutase,SOD),SOD 可迅速把超氧阴离子转化成过氧化氢。由于 SOD 的存在,细胞内过氧化氢的浓度是超氧阴离子的 1 000 倍以上。过氧化氢具有脂溶性,非常容易透过细胞膜,能在细胞之间自由扩散,这是 SOD 具有抗氧化作用的根本原因,它催化潜在毒性不容易扩散的超氧阴离子,使之变成容易扩散的过氧化氢,可以避免超氧阴离子局部积聚。

具有扩散作用也是作为细胞间信号分子的重要基础,目前认为过氧化氢是重要活性氧信号分子。细胞参与清除过氧化氢的酶有多种,常见的如谷胱甘肽过氧化物酶、过氧化氢酶和过氧化物酶,谷胱甘肽过氧化物酶需要谷胱甘肽,过氧化氢酶和过氧化物酶则可直接把过氧化氢还原成水。

过氧化氢等活性氧化学性质活泼,容易引发目标分子发生氧化还原反应。过氧化氢通过氧化修饰靶分子实现信号传递过程。如通过氧化还原修饰靶分子活性中心巯基传导信号。过氧化氢也能通过影响谷胱甘肽水平、改变氧化型与还原型谷胱甘肽的比例调控氧化还原的信号转导,这是当前比较热门的氧化还原平衡信号研究。

6.1.3　一氧化氮和其他活性氧自由基的功能研究

一氧化氮是最重要的血管调节因子,当血管内皮细胞向平滑肌细胞发出放松指令以促进血液流通时,会产生并释放一氧化氮分子,血管平滑肌细胞接收到一氧化氮信号后开始舒张,使血管扩张。硝酸甘油是治疗冠心病的经典药物,研究发现硝酸甘油和其他有机硝酸盐本身并无活性,在体内首先被转化为一氧化氮后刺激血管平滑肌内 cGMP 形成而使血管扩张。一氧化氮生物学研究也推动了更多气体生物医学的发展,硫化氢和一氧化碳等气体信号分子的生物学功能被相继确认。弗奇戈特、F. 穆拉德(Ferid Murad)和 L. J. 伊格纳罗(Louis J. Ignarro)三位科学家因发现一氧化氮是气体信号分子,荣获 1998 年生理学和医学诺贝尔奖。

除一氧化氮以外,越来越多的研究证据表明,其他活性氧自由基如超氧阴离子、过氧化氢、亚硝酸阴离子等也都能作为细胞信号分子,发挥对多种细胞功能的调节作用。过氧化氢常会引起细胞内某些蛋白激酶或磷酸酶活性变化,激发一系列磷酸化、脱磷酸化反应信号传递。细胞外信号向细胞内传递的方式是通过信号级联放大作用,由转录因子蛋白质传递到细胞核诱导特异基因表达。过氧化氢等活性氧可调控转录因子激活。细胞内钙离子浓度取决于细胞膜和内质网、线粒体钙泵和钙通道开放程度,浓度变化与多种生物效应密切相关。细胞内质网与钙离子通道相关的 IP3 受体、雷诺丁受体及钙钠交换体都受氧化还原调控。

需氧细胞产生 ATP 的最重要方式是氧化磷酸化,氧化磷酸化是由许多分子组成的电子传递链,该过程活动场所在线粒体,电子传递就是氧化还原。许多自由基参与氧化磷酸化过程,例如氧化磷酸化的核心成员泛醌就是一种自由基。自由基反应在细胞产生能量中具有重要意义,没有自由基和自由基反应,细胞能量供应也就不能持续,细胞就无法发挥正常功能。因此,自由基在维持细胞正常功能上具有无可取代的地位。早在1973 年,人们认识到炎症细胞呼吸爆发可产生大量活性氧,但不少人错误认为这是活性氧的唯一正面作用,认为这个现象最重要的生物学意义是利用活性氧毒性直接杀灭病原微生物。后来发现这种呼吸爆发具有更复杂的生理意义,不仅能杀死微生物,且对处理机体自身损伤细胞和大分子也可以发挥重要作用。

氧气、超氧阴离子、一氧化氮和过氧化氢等活性氧作为生物活性分子,在能量代谢、信号传导和免疫功能等基本生命过程中具有关键作用,因此自由基是机体内功能分子,是维持细胞功能和生命健康不可或缺的重要因素。

6.2　氧化应激与氧化损伤

自由基是重要的生物活性物质,但一旦过量或者不及时清除仍然会发生氧化损伤。自由基导致的氧化损伤在许多疾病病理生理过程中具有十分重要的地位。一方面具有重要生理功能,另一方面导致机体损伤,这是许多生物活性分子的共同特点。

　　生命活动的维持就是多种因素动态平衡的结果,许多重要的物质和生命指标都必须控制在一个有限的正常范围内,过低或过高都无法维持正常的生理过程。医学生理学领域把这种现象称为稳态。例如,氧气十分重要,氧气浓度低于15%就会发生缺氧,但长时间呼吸70%以上氧气浓度的气体,就会对肺造成严重伤害(肺慢性氧中毒);血液中葡萄糖是我们赖以生存的物质,如果血液中葡萄糖浓度太低(低于4.0毫摩尔),就会发生低血糖,低血糖比高血糖更容易威胁患者生命;钙等微量元素缺乏会导致肌肉抽搐和发育障碍,但是细胞内高浓度游离钙离子几乎是所有细胞损伤甚至死亡的重要介质;另外如酸碱平衡、激素浓度、氨基酸的神经兴奋性、血压和体温等例子不胜枚举。这些事例说明,我们要根据具体情况判断一种物质是否有害,绝对不能简单地把一种物质如自由基当作百病之源,万恶之首。许多商业宣传往往把某种有害因素过分夸大,同时把自己产品的有利作用随意夸大,这显然是错误的。

6.2.1　自由基生物学简史

　　从自由基被发现到进入医学生物学领域,先后经历了几个重要阶段。1775 年,英国化学家约瑟夫·普里斯特利通过加热氧化汞发现氧气,人们就已经知道氧气是人体所必需的物质。1887 年,法国科学家保罗·伯特(Paul Bert)发现氧气的急性毒性作用。1891 年,人们又发现了肺慢性氧中毒,人们逐渐认识到氧气的毒性作用。

　　1900 年,M. 冈伯格(Moses Gomberg)成功制备出三苯甲基自由基,证明自由基是可以独立存在的物质,这个研究直接导致了自由基化学的诞生。这时人们并没有把自由基与生物学联系起来。直到 20 世纪 50—60 年代,辐射生物学发现辐射损伤与诱导自由基增加关系密切,这一研究启动了自由基生物学,自由基是组织细胞损伤因素的概念被广泛接受。

　　1969 年,美国杜克大学学者乔·麦科德(Joe McCord)和欧文·弗里多维奇(Irwin Fridovich)从牛血红细胞中成功提取出 SOD,并证明 SOD 的作用是催化超氧阴离子发生歧化反应产生过氧化氢,这个发现具有非常重大的生物学意义,因为这使人们认识到自由基是机体的正常成分。1973 年,B. M. 巴布尔(B. M. Babior)等证明中性粒细胞受到细菌刺激后会产生大量的活性氧,这些活性氧具有杀伤细菌的作用,这是对自由基正面作用的最早认识。受辐射生物学的研究影响,人们认为这是细胞内自由基仅有的一点好处,对机体具有毒性效应仍是其主要作用。

1981 年,D. N. 格兰杰(D. Neil Granger)等证明自由基是缺血再灌注损伤的重要介质,这一发现是自由基生物学的研究高峰。缺血再灌注损伤是一种重要的病理生理现象,涉及许多临床疾病过程,这一发现再次加强了自由基具有毒性的传统认识。主流观点认为,能清除自由基的物质应该可以治疗各类自由基引起的损伤。但后来的研究结果表明,人们的这一愿望过于乐观。

氧化应激(oxidative stress,OS)的概念最早源于人类对衰老的认识。1956 年,美国内布拉斯加大学医学院 D. 哈曼(Denham Harman)教授首次提出自由基衰老学说,认为自由基攻击生命大分子造成组织细胞损伤是引起机体衰老的根本原因,也是诱发肿瘤等恶性疾病的重要起因。1990 年,美国衰老研究权威 R. 索哈尔(Rajindar Sohal)指出自由基衰老学说存在的缺陷,首先提出氧化应激的概念。氧化应激是指机体在遭受各种有害刺激时,体内氧化与抗氧化作用失衡且倾向于氧化,自由基产生过多导致组织损伤。

氧化应激的主流观点认为,大部分与老化有关的现象和健康问题如皱纹、心脏病和阿尔茨海默病,都与体内氧化应激过度有关。从某种角度看,人体器官因氧化应激伤害所表现的症状不计其数(如疲倦、全身无力、肌肉和关节痛、消化不良、焦虑、抑郁、皮肤瘙痒、头痛,以及注意力难以集中和感染难以痊愈等),氧化应激水平升高诱发的最常见疾病有心脏病、癌症、骨关节炎、风湿性关节炎、糖尿病以及神经退化性问题如阿尔茨海默病、帕金森病。

哈曼教授指出,很少有人能活到最大寿命,人们往往提早死于各种疾病,其中很大一部分疾病是自由基引发的。言外之意,自由基是人类过早衰老的重要原因,对抗自由基可以对抗衰老,长命百岁。这种观点多出现在自由基研究的早期阶段,如果这些观点正确,只需要提高机体抗氧化的能力,就应该能控制氧化应激造成的损伤,抗氧化物质对上述这些疾病甚至衰老都应该有理想的防治效果。但是遗憾的是,人们先后进行大量大规模临床试验,最终没有获得预期结果,无论是维生素类抗氧化物质,例如维生素 A、维生素 C 和维生素 E,还是一些所谓的天然抗氧化物质,几乎全部都没有治疗或缓解上述疾病的作用,补充胡萝卜素甚至有促进吸烟者肺癌发生的趋势。这些临床试验证明当时对自由基的认识具有非常大的片面性,后期抗氧化领域认为体内氧化和抗氧化系统是一个网络,要在各个层面上全面提高抗氧化能力,才能达到治疗氧化应激的目的。抗氧化剂联合使用只是在抗氧化手段上的简单优化,并没有从根本上突破传统抗氧化的观念。

尽管采用抗氧化手段没有获得特别有效的临床效果,但对氧化损伤与各类疾病关系的认识仍不断被广泛接受,学术界认为氧化损伤对疾病的发生发展肯定非常重要,抗氧化治疗效果也值得期待。

6.2.2　氧化损伤的本质

简单回顾一下细胞进化过程,生命形成早期地球上没有或很少有氧气,原始生命大部分都是厌氧单细胞生物,它们完全无法耐受氧气毒性。后来大量出现一类能进行光合作用的原核生物——蓝细菌,导致地球大气中氧气浓度不断攀升,这就是著名的大氧化事件。地球大气氧气含量增加使大部分原始厌氧细菌难以生存,而能消化分解氧气的原始细菌获得进化优势,少数厌氧细菌吞噬或融合这些原始细菌后摇身一变也成了能耐受氧气的生物。这种能消化氧气的原始细菌就是细胞内的线粒体,吞噬了线粒体的细菌就是真核细胞的祖先。可以认为线粒体是细胞对抗氧化的最重要结构,因为98%的氧气被线粒体消耗,也可理解为是细胞对抗氧气毒性的主要方式和途径,获得线粒体和代谢氧气的能力是细胞进化史上最辉煌的成果。

细胞内 2% 的氧气会变为各种活性氧,那么清除这些活性氧的电子又来源于哪里? 答案是仍然来源于糖、蛋白质和脂肪这些营养物质代谢过程提供的电子。例如具有还原作用的外来营养物质(如维生素 C,维生素 E)在清除自由基后自身均被氧化,要恢复还原状态须有其他还原剂提供电子。谷胱甘肽是细胞内最重要的还原剂,谷胱甘肽还原酶催化的辅酶(NADPH)通过葡萄糖磷酸戊糖代谢途径获得并提供电子,是维持高比例还原型谷胱甘肽的主要原因。细胞内大量还原性物质要维持其抗氧化能力,最终都需要来自能量代谢的电子,否则其抗氧化作用只是空中楼阁。因此,这些我们平时认识的抗氧化剂只不过是细胞抗氧化网络的一个环节,背后真正的关键是氧气和来自物质能量代谢的电子。

氧化应激的真面目是什么? 氧气是生物体唯一的电子最终接受体,也可以说是体内真正的氧化源泉,机体本身抗氧化的实质就是要"清除"氧气,只不过细胞在进化过程中正好借助这个获得了意外收获,能在"清除"氧气的同时获得能量。大部分自由基是一种生物活性物质,氧化损伤是因为自由基超过一定浓度导致对其他生物分子的破坏,这种损伤相对温和,严重的危害是一些毒性更大自由基的转化生成增加。例如当存在二价铁离子时,过氧化氢可通过芬顿反应变成羟自由基,羟自由基是一种没有丝毫生理活性且毒性强大的自由基,一旦产生就立刻与周围其他生物分子发生反应,导致脂肪、蛋白质、核酸等生物分子发生损伤。过去谈到的氧化损伤基本都是羟自由基引起的。当然,具有同样破坏性氧化作用的活性氧还有亚硝酸阴离子等。

总之,氧化损伤是细胞氧化应激过程中自由基水平和细胞抗氧化能力之间的氧化还原失去平衡,细胞抗氧化能力相对不足,部分强毒性活性氧自由基增加,破坏生物大分子引起的细胞和组织损伤。大部分自由基和活性氧是机体内重要的生物活性物质,尽管氧化损伤来源于自由基和活性氧增多,但过分抗氧化并不是治疗氧化损伤的正确策略。自由基和活性氧的功能重要性决定了必须使这些物质维持一定生理浓度,若强调毒性作用,忽视其生理作用,必然导致过分抗氧化的不良后果。

6.3　氧化还原平衡

机体存在两类抗氧化系统:一类是酶抗氧化系统,包括超氧化物歧化酶、过氧化氢酶、谷胱甘肽过氧化物酶等;另一类是非酶抗氧化系统,包括维生素 C、维生素 E、谷胱甘肽、褪黑素、α-硫辛酸、类胡萝卜素、微量元素(如铜、锌、硒)等。这两个系统是一个整体,酶抗氧化系统的作用是催化抗氧化反应,而非酶抗氧化系统给抗氧化反应提供还原底物。

过去抗氧化的观点是从自由基有毒的前提出发,但是现在已经清楚,自由基是重要的生物活性物质,继续称抗氧化系统容易引起误导,称氧化还原平衡系统可能更合理。氧化还原类似于酸碱平衡,为维持体内酸碱平衡,机体需要大量使用缓冲系统,缺乏这些缓冲系统容易出现酸碱平衡紊乱,甚至导致细胞功能的丧失。氧化还原也是一种平衡,上述酶和抗氧化物质都是氧化还原缓冲系统。

6.3.1　机体抗氧化的本质

抗氧化的本质到底是什么? 前面提到,人体抗氧化的原始基础是营养物质(包括糖、脂肪和蛋白质等)。三羧酸循环不仅是能量代谢的重要枢纽,也是提供还原电子的基本方式。能量物质经过三羧酸循环,把电子传递给递电子体,进入氧化磷酸化产生可供细胞直接使用的能量物质。这个过程不断产生被递电子体接受的电子就是还原的基础,在氧化磷酸化过程中电子使 98% 的氧气还原,使另外 2% 的氧气变成活性氧,这些活性氧同样是被电子还原。

例如当细胞内生成少量过氧化氢时,还原型谷胱甘肽可把过氧化氢还原成水,但自身被氧化为氧化型谷胱甘肽。此时细胞内氧化张力并没有减少,只不过是把氧化张力传递给了氧化型谷胱甘肽。氧化型谷胱甘肽在谷胱甘肽还原酶催化作用下,接受来自 NADPH 的电子,还原成还原型谷胱甘肽,恢复其提供电子的还原能力。给氧化型谷胱甘肽提供电子的 NADPH 的电子又来自何处? NADPH 又称为还原型辅酶Ⅱ,也称为还原型烟酰胺腺嘌呤二核苷酸磷酸,身体合成这种物质需要维生素 PP。NADPH 在很多生物化学反应中,特别是在脂肪代谢中发挥递氢体作用,具有重要生物意义。NADPH 的电子或氢原子主要来自葡萄糖氧化分解。磷酸戊糖途径是葡萄糖氧化分解的一种方式,也是细胞将 $NADP^+$ 转化成 NADPH 的重要方式。细胞要维持谷胱甘肽处在还原状态,就需要持续不断地从能量物质氧化分解过程获得电子,细胞抗氧化的根源是营养物质,这才是体内抗氧化的本质。

许多人认为,维生素 E 和维生素 C,或再加胡萝卜素,是重要的外源性抗氧化剂,补充这些维生素是对抗氧化损伤的有效手段,这是许多复合维生素产品商家喜欢的说辞。我们粗略计算一下机体活性氧自由基的含量,按照生活状态人体每天消耗氧气从 350 升到 4 000 升不等,其中大约 2% 转化为活性氧,等于人体 7～80 升氧气变成了活性氧,质量大概是 10～114 克,这是相当可观的量。正常成人体内维生素 C 代谢活性池中约有 1.5 克,最高储存峰值为 3 克。成人长期服用维生素 E 相对安全的大剂量是 400～800 毫克/天。事实证明,即使把体内所有的维生素都用上,也无法对体内活性氧的总量产生显著的干扰,甚至也可以说没有影响。

总的来说,抗氧化的本质是在酶和非酶抗氧化系统正常运行的基础上,机体正常代谢营养物质获得电子以维持氧化还原的动态平衡。这种平衡是生命的本质特征,也是机体抗氧化的意义所在。

6.3.2　抗氧化系统的调节

酶和非酶抗氧化两类抗氧化系统的本质不是这些物质具有抗氧化作用,而是把能量代谢产生的电子传递给活性氧,实际上是发挥电子传递的作用。酶抗氧化系统发挥促进传递速度的作用,非酶抗氧化系统发挥的是底物作用,从电子传递角度看作用相同。当体内氧化张力比较低时,抗氧化系统能有效发挥电子传递任务,使细胞有效完成抗氧化反应。但是,当细胞氧化张力增大时,例如在剧烈活动时,体内活性氧大量增加,细胞就需要动员更有效的抗氧化能力。

细胞是否有这样的调节系统? 核转录因子红细胞系 2 相关因子 2 (nuclear factor-erythroid 2 - related factor 2,Nrf2)调节系统是细胞内非常完善的抗氧化调节体系。Nrf2 是一种重要的转录调节因子,研究发现它是体内抗氧化系统的总开关,超氧化物歧化酶(superoxide dismutase,SOD)、过氧化氢酶(catalase,CAT)、血红素加氧酶 1(heme oxygenase - 1,HO - 1)、谷胱甘肽合成酶(glutathione synthetase,GSS)等都受该转录调节因子控制。细胞内氧化张力增大时系统被激活，上述抗氧化系统的各种酶和非酶物质显著增加，达到有效抗氧化的目的。体内抗氧化调节系统的存在说明机体抗氧化系统是一个自动调节的整体，当细胞出现氧化张力时，这个系统可被有效动员。

内源性抗氧化物质都是体内自身合成的，说明机体具有内源性抗氧化能力，这个能力远超过外源性抗氧化物质。其实外源性抗氧化物质只是相对来说。比如对人体来讲各类维生素是外源性抗氧化物质，是由于人类在进化过程中失去了合成这些物质的能力，但许多动物和植物可以自身合成这些维生素，对它们来说这些维生素是内源性抗氧化物质。

6.3.3　内源性抗氧化能力的激活

维持机体在一定氧化应激水平可以促使内源性抗氧化系统处于激活状态。许多研究发现，单纯补充各类抗氧化维生素不能有效发挥抗氧化作用，而采用天然蔬菜和水果可更有效发挥作用。这到底是什么原因？原因可能是我们食用的蔬菜和水果中，有一些微毒性物质可以激活内源性抗氧化能力。例如花菜含有丰富的莱菔硫烷，莱菔硫烷本身没有还原性，反而具有弱氧化性，这种弱氧化性能强烈刺激 Nrf2 活性，使机体产生有效的内源性抗氧化能力。许多研究证明这类物质具有抗癌和抗炎症作用，且作用持续时间非常长，而具有强还原性的维生素 C 和维生素 E 并没有这样的理想效果。

随着对氧化、抗氧化研究的深入，人们逐渐获得对内源性抗氧化动员的认识。根据抗衰老自由基理论的研究历史，可以更清楚地了解这个思路的演变历史。

衰老的自由基理论认为，机体衰老是因为细胞随着时间延长积累了自由基损伤。需氧生物体系的自由基损伤以氧化损伤为主。抗氧化物质是具有还原作用的物质，能通过钝化自由基作用限制生物结构发生氧化损伤。20 世纪 60 年代，哈曼教授提出自由基衰老理论，后来这个理论进一步演变，提出线粒体产生的活性氧自由基是造成细胞衰老的原因。哈曼提出的自由基衰老理论起源于两个前提：一个是生命速率的理论，认为寿命与代谢速率或耗氧量成反比；另一个是哈曼发现高压氧毒性和辐射损伤都能用自由基增加来解释。考虑到辐射能导致基因突变、癌症和衰老，哈曼推测能量代谢过程中产生的氧自由基同样能造成氧化损伤，这种长期氧化损伤积累导致器官功能丧失并最终导致衰老。后来，自由基理论从解释衰老扩展到解释衰老相关疾病。自由基与疾病关系的研究使自由基理论出现两种表达形式：一种观点认为衰老是自由基直接引起的；另一种观点认为衰老相关疾病与自由基关系密切，疾病积累的损伤是造成衰老的原因。

最近人们又引进毒性兴奋学说来解释自由基衰老理论。根据毒性兴奋学说，自由基适当增加能促进机体的抗氧化能力，减轻氧化损伤，可延缓衰老。也就是说，现在最新的关于抗衰老的理论已经从过去的抗氧化变成了现在的动员内源性抗氧化。这个新学说的提出主要来自过去对抗衰老研究的总结。抗衰老方法中被公认有效的手段是热量限制。热量限制后体内组蛋白脱乙酰化酶激活是寿命延长的重要分子机制。研究发现许多能激活组蛋白脱乙酰化酶的物质是弱氧化剂，热量限制本身也是促进机体氧化的外来不良刺激。这些研究使人们认识到，采用相对温和的不良刺激是延长寿命的有效手段。

总之，简单补充抗氧化物质是被动抗氧化手段，不仅不能真正发挥抗氧化作用，甚至有可能压制体内氧化水平导致内源性抗氧化能力下降。理想应对氧化损伤的手段是动员内源性抗氧化系统，可行手段是适当提高机体氧化张力水平，例如开展适当体育训练和平衡饮食，此外，从天然蔬菜和水果中摄取可诱导内源性抗氧化的物质是值得推荐的手段。

6.4　活性氧种类和选择性抗氧化

活性氧是含有氧原子并且氧化或还原能力很强的数十种物质的总称，其中有代表性的为超氧阴离子、羟自由基、过氧脂基和一氧化氮等，它们属于自由基；另外一些活性氧例如过氧化氢、脂质过氧化物、次氯酸和过氧亚硝酸等是普通分子。

6.4.1　活性氧的来源

活性氧在体内的生成方式有很多种,主要的途径有以下四种:

1)黄嘌呤氧化酶

黄嘌呤氧化酶可催化黄嘌呤或次黄嘌呤氧化反应,同时生成超氧阴离子。其中次黄嘌呤被两分子氧气氧化产生黄嘌呤,同时生成两分子超氧阴离子;黄嘌呤被一分子氧气氧化产生尿酸,同时生成一分子超氧阴离子。

2)蛋白激酶 C

蛋白激酶 C(PKC)可催化 NADPH 与一分子氧气发生氧化反应产生 $NADP^+$,同时生成两分子超氧阴离子。

3)髓过氧化物酶

中性粒细胞的溶酶体内含大量髓过氧化物酶(MPO)。当中性粒细胞激活时,溶酶体释放 MPO,MPO 可催化过氧化氢与卤化物反应,产生次卤酸,次卤酸与超氧阴离子反应,产生羟自由基。

4)一氧化氮合酶

一氧化氮合酶(NOS)广泛分布在血管内皮细胞、血小板、神经组织细胞等处,NOS 可催化 L-精氨酸氧化反应,并同时生成一氧化氮和瓜氨酸。

上述反应可以看作活性氧产生的源头,当活性氧产生后,可在另外一些酶的催化下发生继发反应,或直接发生继发反应,产生其他类型的活性氧。例如,在 SOD 催化下,超氧阴离子可发生自身氧化还原反应,产生过氧化氢。在二价铁离子存在的情况下,过氧化氢可被氧化成羟自由基。

从某种意义上讲,生物体内活性氧的根本源头是氧气,没有氧气几乎就没有活性氧产生的可能。由于氧气是需氧生物生存的基础,活性氧产生就是需氧生物生命活动的必然结果,也可以说,活性氧是需氧生命现象的必然伴随现象,没有氧气就没有活性氧,也就没有需氧生物。

6.4.2　活性氧的类型

活性氧类型非常多,把所有活性氧进行罗列并不能帮助我们进一步理解活性氧的作用。对活性氧进行适当划分有助于全面了解,按照是否属于自由基划分,可分为自由基活性氧和非自由基活性氧。自由基活性氧包括超氧阴离子、羟自由基、一氧化氮等;非自由基活性氧包括过氧化氢、次氯酸等。按照是否含有氮元素,可分成活性氧和活性氮。

如果按照毒性或者活性进行划分,可以把活性氧分成三类。第一类是以信号作用为主的活性氧,例如一氧化氮、超氧阴离子和过氧化氢,这类活性氧的特点是毒性作用只有在浓度非常高,或者转化成毒性强的活性氧的情况下才会出现,在正常生理情况下作为功能分子发挥信号调节作用。第二类是以毒性分子为主的活性氧,例如羟自由基、亚硝酸阴离子和次氯酸等,这些活性氧的活性非常强,在体内浓度低,一旦大量产生,就会对机体造成伤害。许多非毒性活性氧的毒性作用实际上是经过转化成这类毒性活性氧才会发生,例如一氧化氮与超氧阴离子反应可产生亚硝酸阴离子,超氧阴离子和过氧化氢可在金属离子存在的情况下转化成羟自由基。第三类就是不仅没有信号作用,也没有毒性作用的活性氧,主要包括生物大分子与上述活性氧反应产生的继发产物,由于这些活性氧含量比较低,不足以产生明显信号或毒性效应。另外可能是受到人们关注研究比较少,有些作用没有被发现。根据这个分类,可以重新认识活性氧,甚至应该重新评价过去抗氧化治疗的策略,就是不应该以干扰正常生理功能为代价过度清除活性氧,特别是对正常人,更不应该使用各类具有强还原作用的维生素、药物或食品进行所谓的抗氧化保健。研究结果表明,长期使用各类具有抗氧化作用的维生素不仅不能发挥抗衰老、抗肿瘤的作用,而且有可能加速衰老和肿瘤生长。

6.4.3　活性氧的含量和半衰期

正常情况下,机体在代谢过程中不断产生自由基,例如重要的氧化磷酸化过程就是典型的自由基反应,因此自由基反应是生命活动的基础,在自由基反应过程中,一些自由基等中间产物会从反应中释放到周围,有一些自由基再经过转化,这些中间产物和衍生产物就是身体内一定浓度和种类的活性氧。

对生物体内不同类型的活性氧,人们常借助氧气的代谢来描述,氧气在身体细胞内主要的代谢方式是氧化磷酸化,在这一经典过程中,在细胞色素c氧化酶的作用下,氧化磷酸化电子传递链同时输送4个电子给一个氧分子,结合2个氢离子形成水。这个过程可简化为,氧分子获得四个电子被还原成水。但在细胞内有2%~3%的氧气没有同时获得4个电子,只获得一个电子,此时氧分子就变成了超氧阴离子。这种情况广泛发生在线粒体氧化磷酸化过程中的电子泄露,例如还原型辅酶Q直接还原氧气分子,也可以发生在细胞膜氧化酶催化利用NADPH提供电子还原氧气分子。超氧阴离子是一种典型的自由基,也是一种离子,由于离子不能自由穿过细胞膜,容易导致局部浓度过高,当局部超氧阴离子浓度过高时,也可以引起氧化损伤。

在长期的进化过程中,细胞内所有可产生超氧阴离子的部分都具有产生SOD的作用,SOD能够迅速把超氧阴离子催化成过氧化氢,而过氧化氢是脂溶性分子,可以自由穿过细胞膜,这样的改变意义是减少局部超氧阴离子积聚引起氧化损伤,实现解毒或抗氧化作用。由于细胞内SOD分布广泛,活性比较强,造成细胞内过氧化氢浓度是超氧阴离子的1 000倍。从浓度角度考虑,在组织细胞内,过氧化氢是活性氧的绝对代表。细胞内也存在消除过氧化氢的酶,如过氧化氢酶可将过氧化氢转变成水和氧气,可实现把超氧阴离子经过过氧化氢最终转变成水和氧气的完美解毒过程。当组织细胞发生缺氧或炎症时,细胞内会出现过多游离金属离子,例如铁离子或铜离子,在铁离子或铜离子存在的情况下,过氧化氢会变成具有超强活性和毒性的羟自由基,而羟自由基是必然会引起氧化损伤的自由基。某些细胞如巨噬细胞在发生炎症反应时,不仅可产生大量超氧阴离子,同时会因为诱导型一氧化氮合酶的激活产生大量一氧化氮,超氧阴离子与一氧化氮结合会变成另一种毒性强的亚硝酸阴离子。

由于第一类活性氧的氧化作用比较弱,相对不活泼,在体内的浓度往往比较高,例如一氧化氮和过氧化氢的浓度都可以达到10^{-9}摩尔/升,比较特殊的是超氧阴离子,由于细胞内存在大量SOD,导致其浓度为10^{-12}摩尔/升。而毒性强大的第二类活性氧羟自由基等浓度极低,一般的检测手段无法检测其浓度(见表6-1)。

表 6-1　不同活性氧的半衰期和生理浓度

活性氧名称	半衰期/秒	生理浓度/(摩尔/升)
羟自由基	10^{-9}	无法检测到
亚硝酸阴离子	$0.05\sim1.0$	无法检测到
一氧化氮	$1\sim10$	10^{-9}
过氧化氢	数小时或数天 有酶催化可加速	$10^{-9}\sim10^{-7}$
超氧阴离子	数小时或数天 SOD 存在时为 10^{-6}	$10^{-12}\sim10^{-11}$

根据上述对自由基和活性氧的分析,我们知道,自由基或活性氧首先是对机体有利的功能分子,当在缺血、炎症等某些疾病状态下,自由基或活性氧过度增加,特别是一些毒性强的自由基显著增加会引起氧化损伤,这是许多疾病的基本病理生理学基础,动员内源性抗氧化能力是有效减少氧化损伤、治疗许多疾病的潜在手段。另外,自由基或活性氧的种类非常多,大部分自由基或活性氧是对机体有利的功能分子,少部分自由基活性过强,可对机体造成损伤。专门针对强毒性自由基进行选择性中和的方法属于选择性抗氧化。

目前认为,氢气治疗疾病的基础就是具有选择性抗氧化作用。体外试验结果发现,氢气可中和羟自由基和亚硝酸阴离子等毒性强的自由基,但不影响具有生物活性的一氧化氮、过氧化氢和超氧阴离子等(见图 6-1),这说明氢气具有选择性抗氧化的作用。最近 10 年,氢分子生物学效应的机制研究不断深入,许多学者根据研究结果提出各种作用机制,例如信号分子假说认为氢气与一氧化氮等气体信号分子一样,是第四种气体信号分子,但该假说的主要依据是氢气可以影响一些重要的信号途径,却没有明确氢气影响这些信号途径的分子细节。也有学者根据氢气对某些基因表达有影响提出氢气具有基因调节效应,但这方面的证据也不全面。总之,关于氢分子生物学效应的作用机制,尽管存在许多疑问和缺陷,氢气的选择性抗氧化仍是被学术界普遍接受的观点。

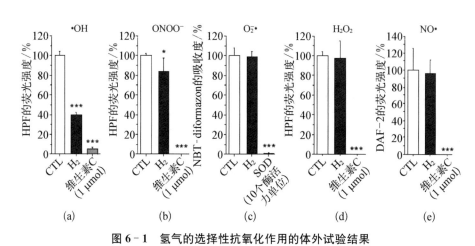

图 6-1　氢气的选择性抗氧化作用的体外试验结果

（a）羟自由基；（b）亚硝酸阴离子；（c）超氧阴离子；（d）过氧化氢；（e）一氧化氮

第7章 氢气检测技术

　　氢气医学与其他生物医学一样应用相同的研究手段,但氢气医学区别于其他医学研究的关键是氢气分析检测。氢气浓度检测对于分析氢气在体内的运行规律、分布特点以及氢气剂量效应关系等都十分重要。检测氢气的手段有许多,其中最经典的是气相色谱技术,最方便的是氢气电极检测技术,最常用的是氧化还原滴定技术。

　　气相色谱技术可定量分析微量氢气。氢气电极检测技术的可测量范围非常大,可以检测微量氢气,例如组织中的氢气,也可以检测浓度比较高的氢气溶液,这种方法可以进行连续检测,对研究氢气的剂量效应具有其他方法无法取代的地位。氧化还原滴定技术本身的敏感性和选择性都比较差,且受到检测样本氧气或其他氧化还原性物质的影响,更多用于氢水产品的半定量鉴定。质谱法可以检测极低浓度的氢气,一般情况下氢气医学研究中不采用这种方法。分析呼出气体中氢气浓度也能间接体现人体静脉血液中氢气的浓度变化,这非常类似于警察采用吹气法测试驾驶员血液的酒精水平,临床上检测呼出气体中氢气浓度判断肠道菌群产氢情况。使用这种方法检查是否患有肠道菌群移位和乳糖不耐受等疾病。

　　本章对这些技术进行简单介绍,具体操作需要根据要求,并结合特殊仪器的操作程序进行。

7.1 气相色谱技术

气相色谱技术在氢气医学研究中广泛采用，可以对溶液或血液中氢气的浓度进行准确定量分析。2007年，太田教授的第一篇氢气医学论文采用了这种方法。有学者用气相色谱连续检测脑缺血患者动脉和静脉血液中氢气的浓度，分析吸氢后血液氢气浓度的变化规律，发现吸入1％、2％和4％的氢气30分钟，受试者血液氢气浓度可达到20微摩尔/升，停止吸入氢气后，血液中氢气浓度迅速下降（见图7-1）。

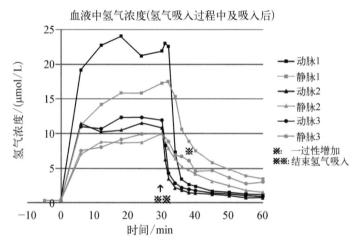

图7-1   人呼吸1％～4％氢气前后血液氢气浓度
（μmol）的变化（Ono et al.，2012）

气相色谱技术是用气体作为移动相的色谱法，常用来分析高纯气体中的杂质及工业生产中的低浓度气体。根据固定相不同可分为两类：固定相是固体的称为气固色谱法；固定相是液体的则称为气液色谱法。气相色谱法亦可按色谱分离原理分为吸附色谱法和分配色谱法两类。在气固色谱法中固定相为吸附剂，所以气固色谱法属于吸附色谱法，而气液色谱法属于分配色谱法。

气相色谱技术所用仪器为气相色谱仪。除另有规定外，载气通常为氮气。色谱柱为填充柱或毛细管柱,填充柱材质为不锈钢或玻璃,载体是酸洗并硅烷化处理的硅藻土或高分子多孔小球(直径为 0.25~0.18 mm、0.18~0.15 mm 或 0.15~0.125 mm)。常用玻璃或弹性石英毛细管柱的内径为 0.20 mm 或 0.32 mm。进样口温度应高于柱温 30~50℃。进样量一般不超过数微升,柱径越细,进样量越少。

气相色谱系统由管柱内吸附剂或惰性固体上涂液体的固定相和不断通过管柱的气体流动相组成。将需要检测的分离分析样品从管柱一端加入后,由于固定相对样品中各组分吸附或溶解能力不同,各组分在固定相与流动相之间的分配系数有差别,当组分在两相中反复多次进行分配并随移动相向前移动时,各组分沿管柱运动的速度不同,分配系数小的组分被固定相滞留的时间短,能较快地从色谱柱末端流出。以各组分从柱末端流出浓度 c 对进样后的时间 t 作图,获得色谱图。色谱图可分析各组分在进样后至其最大浓度流出色谱柱时的保留时间、组分通过色谱柱空间的时间以及组分在柱中被滞留调整保留时间之间的关系。

从柱后流出的色谱峰是一条近似高斯分布的曲线,是由于组分在色谱柱中移动时存在涡流扩散、纵向扩散和传质阻力等因素造成的区域扩张。在色谱柱内固定相有两种存放方式:一种是柱内盛放颗粒状吸附剂或盛放涂敷有固定液的惰性固体颗粒;另一种是把固定液涂敷或化学交联于毛细管柱内壁。前一种方法制备的色谱柱称为填充色谱柱,后一种方法制备的色谱柱称为毛细管色谱柱。分离的样品中目标组分检测到色谱峰信号并进行积分,根据与标准品进行比对计算出相应成分浓度。

氢气医学除对呼吸气的氢气浓度进行检测外,一般是对溶液或生物样品中的氢气浓度进行检测。气相色谱技术在本质上是属于组分分离技术,许多液体中含有水和有机物,水和有机物都含有氢原子,这不利于氢气与其他成分的分离。由于氢气在许多溶剂中的溶解度比较小,利用这个特点,可以先将氢气从水或组织提取液中释放出来,对气相组分进行分析,然后根据氢气溶解度推算出氢气在液体中的浓度。将氢气从液体中分离出来采用顶空法,顶空法可以将液体中的氢气富集到气相,同样体积下富集比例可达到 50 倍以上。这让气相色谱法结合普通的热导检测技术灵敏度达到0.1微摩尔/升,能满足氢气医学各种氢气浓度分析的需要。

血液和溶液中氢气浓度可用顶空分离联合气相色谱法来测定。分析步骤如下:首先,用采气袋注入静脉或动脉血5毫升,然后向袋内充入30毫升空气;其次,由于氢气在水中的溶解度只有气相中浓度的1.8%,摇晃2小时后血液中的氢气几乎完全可以转移到袋内空气中;最后,用气相色谱热导分析袋内空气中的氢气浓度,根据气体总体积换算成氢气的总量,这就是5毫升血液中的氢气总量。组织中氢气浓度分析也可以采用气相色谱法,关键也是先将氢气从组织中分离出来。具体方法是可以先采集组织,迅速密封在气密性良好的管或瓶内,先称质量,然后注射一定量的蒸馏水并充分混合,摇晃2小时后,组织内氢气先经过水释放到空气内,然后按照血液中氢气浓度分析方法进行后续分析。

吸入氢气时,随时间增加,动脉血中氢气浓度成比例增加,静脉血中氢气含量一般低于动脉血。太田成男教授认为,动、静脉血中氢气含量的差别说明氢气进入组织并被消耗。但这个看法并不完全正确,因为氢气水平下降不仅是因为被组织利用,也可能是经过皮肤扩散到外界环境。有研究发现人体动、静脉血中氢气浓度确实有显著差异,只是提示氢气有被组织利用的可能。2015年,英国学者利用氘同位素标记结合同位素质谱分析证明,氢气确实可以被组织快速消耗利用,但氢气被代谢的方式和细节仍然未知。

7.2 氢气传感器检测方法

应用电极测定氢气浓度最常见的是测定组织或血液中氢气的浓度,丹麦Unisense公司的氢气电极可以满足一般研究需要。常用检测步骤如下:首先,用不同浓度的标准氢气溶液对电极进行定标;其次,计算出标准曲线;最后,将电极刺入待测定组织或样本中,根据测定信号对比标准曲线,计算样本氢气浓度(见图7-2)。

氢气传感器可以检测氢气的浓度,特别是在分析液体或生物组织中的氢气浓度方面具有很大优点。根据工作原理不同,氢气传感器分为电化学、

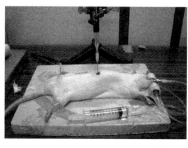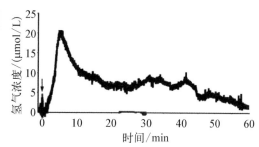

图 7-2　氢气电极使用情况

半导体、热电和光纤型等四种类型,金属氧化物半导体传感器已经实现工业化。其中三种物理类传感器即半导体型、热电型和光纤型最近几年的研究发展比较迅速,本节简单介绍这些传感器的工作原理。

7.2.1　半导体型氢气传感器

半导体型氢气传感器包括电阻型和非电阻型半导体传感器。电阻型半导体传感器主要是以氧化锡、氧化锌和氧化钨等金属氧化物作为气体吸附材料制备成的金属氧化物半导体氢气传感器。这类氢气传感器的工作原理是氢气被金属氧化物吸附后,氢气被氧化释放出电子,与吸附材料的氧原子结合,利用电化学原理通过检测电流来检测氢气的浓度。半导体型氢气传感器的主要缺点是选择性比较差,容易受到其他还原性气体如一氧化碳的干扰。现在有人利用纳米技术通过提高传感器的物理选择性提高分析的选择性,获得了比较明显的效果,这对于将该技术用于在体氢气浓度的检测尤其重要。另外,通过添加一定比例对氢气选择性强的金属如铂,可以提高敏感性和选择性。

非电阻型半导体传感器是通过检测电容等非电阻电学量来检测氢气的浓度,有肖特基二极管型和金属-氧化物-半导体型场效应管型两类。在半导体材料上沉积一层金属即可制得肖特基二极管型氢气传感器。该类型传感器的检测原理是,当肖特基二极管型传感器与氢气接触吸附后,氢气在催化金属的表面分解为氢原子,氢原子向内扩散至金属半导体界面处,在外加的偏置电压下,界面电容随外加电压的变化而变化。这类传感器最大的特点是可以在高温下检测氢气的浓度。

半导体型氢气传感器结构简单、易集成、易实现器件的小型化、使用寿命长,是一种比较理想的传感器。但其工作温度较高,增加了能耗和器件的尺寸,且在使用的过程中易产生电火花,在氢气体积分数较高的环境下易引起爆炸。

7.2.2　热电型氢气传感器

热电型氢气传感器的制作流程如下：首先,在基片上沉积一层热电材料;其次,在热电材料表面的某一部分沉积一层可催化氢气的金属,如铂;最后,分别在催化金属层、热电薄膜层引出电极,即获得最为简单的热电型氢气敏感元件。

当此敏感元件暴露在含氢气的环境中,在催化金属的作用下,氢气与氧气反应生成水蒸气并放出热量,于是沉积有催化金属的一端温度高,为热端,无催化金属的一端温度低,为冷端。由于热电材料的热电发电效应,将这种热端与冷端之间的温差转换为温差电势,以电信号的形式输出,从而实现对氢气的检测。

热电型氢气传感器具有两大优点：一是不需要外加辅助电源,可以依靠热电材料直接将温差转换为电信号;二是由于使用选择性比较强的金属,氢气的检测选择性比较强。

7.2.3　光纤型氢气传感器

光纤型氢气传感器有微镜型传感器和光纤光栅测缝型传感器。固态氢气传感器一般是检测电信号,一个共同的弊端就是可能产生电火花,对于氢气浓度比较高的环境,这存在巨大的安全隐患。光纤型氢气传感器使用光信号,所以更适用于易爆炸的危险环境。光纤型氢气传感器大多采用金属钯及钯合金作为氢气检测材料,选择性比较好。光纤型氢气传感技术是通过测量薄膜透射率、反射率等物理参数的改变实现对氢气浓度的检测。在具有光栅的光纤镀一层金属钯膜即可得到光纤光栅测缝型氢气敏感元件。当此元件放置在氢气气氛中,钯吸收氢气后形成钯的氢化物,钯膜结构发生形变,导致光栅波长变化,可通过测量光栅波长变化检测氢气的浓度。

微镜型氢气传感器是在光纤尾端镀一层钯或钯合金膜,得到微反射镜型光纤氢气传感器。当入射光到达敏感元件，经敏感元件反射后经耦合器进入光检测器。钯膜吸氢后，薄膜反射率发生变化，于是引起光检测信号变化，通过检测接收端的光信号实现对氢气浓度的检测。这类传感器原理简单，目前发展得比较成熟。对于氢气浓度比较高的环境，这类检测技术有比较强的可行性。

氢气传感器的选择性、安全性、稳定性、灵敏度以及输出信号弱等问题是限制氢气传感器应用的最主要原因，目前这些问题都逐渐得到解决，特别是光纤传感器、纳米和新型敏感材料等方面的发展将不断提高氢气传感器的技术。

7.3 滴定法分析氢气浓度

在使用氢气的过程中，无论是科研还是具体应用，准确测定氢气浓度都是首先需要面对的重要问题。测定氢气浓度的标准方法是气相色谱法和电极法，但这两种方法需要比较昂贵的设备和复杂的检测技术，不适合一些小型实验室和普通用户的需要，因此建立一种简便准确的氢气检测方法十分必要。日本神奈川县的 MiZ 公司专门研究开发用于健康领域的氢气相关产品，该公司建立了一种氢气浓度检测的简易方法。

该公司的研究人员 Bunpei Sato 在《医学气体研究》杂志上发表该技术的介绍性文章，对他们开发的这种经济、实用、简便的测定方法进行了介绍（该公司曾经发明一种可以不打开包装制备氢气注射液的技术）。该方法属于经典的氧化还原滴定法，其原理是通过胶体铂催化氢气还原亚甲蓝（methylene blue，MB）。亚甲蓝是一种常用染料和氧化还原滴定指示剂（见图 7-3），有一个非常著名的葡萄糖还原亚甲蓝的科普实验使用的就是该试剂。由于氢气本身

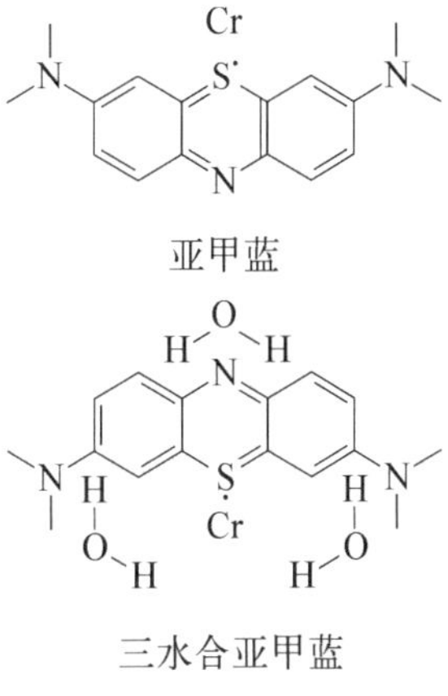

亚甲蓝

三水合亚甲蓝

图 7-3 亚甲蓝和三水合亚甲蓝分子结构式

共价键的影响,氢气难以与亚甲蓝在常温下发生反应,但在胶体铂的催化下可以与等相对分子质量的氢气发生氧化还原反应(见图7-4),反应可以使蓝色的氧化型亚甲蓝变成无色的还原型亚甲蓝(leucomethylene blue,leucoMB)。其化学反应式如下:

$$MB(蓝色)+2H^++2e^-=leucoMB(无色)$$

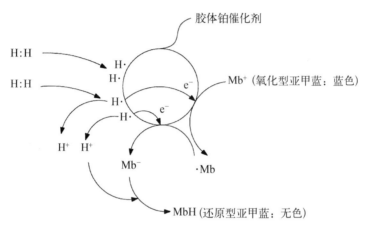

图7-4　在胶体铂催化下,1摩尔氢气与1摩尔亚甲蓝
反应产生1摩尔还原型亚甲蓝

根据上述反应式,本书使用氧化还原滴定体积分析法确定氢气浓度。实验方法和流程如下。

1) 亚甲蓝-铂试剂配置

亚甲蓝购买自德国明斯特瓦尔德克公司,2%胶体铂水溶液购买自日本 Tanaka Kikinzoku 公司。首先将亚甲蓝0.3克用98%乙醇(98.9克)溶解为99.2克亚甲蓝乙醇溶液,然后将0.8克胶体铂水溶液与99.2克亚甲蓝乙醇溶液混匀成100克亚甲蓝胶体铂 MB-Pt 试剂(日本 MiZ 公司)。将上述 MB-Pt 试剂分装到小塑料瓶,用吸管可从小塑料瓶中抽取(每滴17毫克或0.02毫升)。

2) 氢气水溶液的制备

氢气饱和水(0.8毫摩尔)通过纯水吹泡法制备,然后按照比例用纯水稀释成0.3毫摩尔、0.2毫摩尔和0.1毫摩尔的氢气水溶液。氢气浓度使用日本东京 DKK－TOA 公司的 DHD1－1 电化学气体传感器检测。

氧化还原滴定法检测氢气含量,取氢气溶液 20 毫升,然后用 MB－Pt 滴定,以蓝色恰好不再继续消失作为浓度计算的滴定法点(见图 7－5)。图 7－5 中,第一瓶为刚加入滴定液时的情况,第二瓶为加入滴定液并扩散后的情况,第三瓶为加入滴定液 10 秒后的情况。

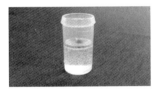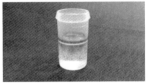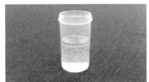

图 7－5 滴定结果图示

3) 结果分析

一滴滴定液含 17 毫克亚甲蓝-铂试剂,当滴定液滴入氢气溶液中,氢气摩尔数可用亚甲蓝表示,可用如下公式计算:

$$氢气摩尔数 = 滴定液滴数 \times (17/1\,000) \times (0.3/100)/319.85 \quad (7-1)$$

1 滴滴定液 17 毫克含有 0.16 微摩尔亚甲蓝,20 毫升饱和氢水(0.8 毫摩尔)大约可消耗 100 滴滴定液(1.7 克,每毫升饱和氢水消耗 5 滴滴定液)。公式如下:

$$800 微摩尔/(1\,000 毫升/20 毫升) = 16 微摩尔 \quad (7-2)$$

$$16 微摩尔/(0.16 微摩尔/滴) = 100 滴 \quad (7-3)$$

根据研究结果进行校对,认为每滴可以中和 0.29 微摩尔的氢气(16 微摩尔/55)。也就是说每滴滴定液可以消耗 20 毫升氢气溶液中氢气的浓度为 14.5 微摩尔/升、0.03 毫克/升:

$$0.29 微摩尔/滴 \times (1\,000 毫升/20 毫升) = 14.5 微摩尔/升(或 0.03 毫克/升)$$
$$(7-4)$$

分析结果可以发现,由于用于稀释氢水的纯水中含有氧气,而氧气把被氢气还原的亚甲蓝氧化,也就是说会导致结果失真。若采用氮气饱和的水作为稀释液,则结果更为稳定,更加符合预期结果。经过线性分析发现,尽管溶液中氧气能产生一定干扰,但影响比例比较小,不影响最终的检测结果,因此这种方法可以作为电极检测的替代方法。

当然这种滴定检测方法也存在明显缺陷,可用于纯水或不含其他还原氧化成分的液体中氢气浓度的检测,液体中如果含有其他氧化或还原性物质,则会干扰滴定准确性,例如血液和细胞培养液等不适合采用这种方法。从实用角度考虑,这种方法用于氢水的定性分析比较理想,但用于定量分析并不理想。

2019 年 2 月,有学者根据滴定法类似原理,利用纳米铂催化氢气还原铁离子为亚铁离子为基础,建立一种用分光光度计测定亚铁离子含量显示水中氢气浓度的方法,但这种方法的稳定性和推广价值仍然不能判断。显色剂邻菲咯啉也称为 1,10 -菲咯啉,化学式为 $C_{12}H_8N_2$,与亚铁离子在 pH 值为 2~9 的条件下生成橘红色络合物,可用分光光度法测定铁含量。

第8章 氢气医学的研究展望

目前氢气医学仍是一个新兴学科,许多研究可能存在不全面甚至完全错误的可能,为了解学科的总体发展,需要随时梳理、回顾和汇总过去的研究报道,跟踪当下的研究开展情况,对未来这个领域需要解决的问题,尽可能清楚把握并提出解决办法。本章将简要介绍氢气医学领域的部分经典文献,然后针对氢气医学发展提出一些看法和见解。

8.1 氢气医学的奠基石

一个学科或领域的发展历史往往就是由几个关键发现组成的,在现代科学发展历史上,伟大的发现大部分是用重要文献或论文的形式呈现在世人面前。重要的文献不等于引用率高,不等于国际顶级杂志,也不等于华丽的语言描述和漂亮的图表呈现。重要的科学发现多是存在于同行心目中,可以经受历史考验,真正对一个学科领域的发展做出核心贡献的文献。以下几篇研究报道属于关键发现的论文,值得大家反复阅读和思考。

8.1.1 高压氢气治疗恶性肿瘤

这是目前发现最早的关于氢气抗氧化的文献报道,这一研究早在1975年就发表在国际著名杂志《科学》上,研究内容是利用高压氢气的抗氧化作用来治疗皮肤鳞状细胞癌。这一文献发表后就被埋没，主要原因是采用的研究技术具有非常大的操作难度。把高压氢气作为一种治疗疾病的手段目前仍没有太多证据。但是这一研究仍然具有非常强的前瞻性，在肿瘤治疗面临许多困难的现在，仍具有参考价值和深入研究的必要。当然目前氢气医学研究的主流方向是容易实现的小剂量效应机制和应用研究。

8.1.2　氢气选择性抗氧化

本文属于氢气医学领域的开山文献，从事氢气医学研究的学者必须反复阅读该文献全文。2007 年 7 月，日本医科大学学者在《自然医学》报道，动物吸入 2% 的氢气可有效清除毒性自由基，显著改善脑缺血再灌注损伤，他们采用化学和细胞学等手段证明，氢气溶解在液体中可选择性地中和羟自由基和亚硝酸阴离子，而后两者是氧化损伤的最重要介质，目前体内尚未找到内源性特异性清除途径。因此认为，氢气治疗脑缺血再灌注损伤的基础是选择性抗氧化作用。

该论文有许多研究内容并没有在正文中呈现，但这些研究内容仍非常有价值。因此，为全面了解该文献的价值和意义，对附件的内容也应该全面阅读。

8.1.3　氢气抗炎症作用

美国匹斯堡大学器官移植中心课题组负责人是一个日本学者 Nakao，在日本医科大学的论文发表后不久，他们在国际上率先证实氢气可对小肠移植有治疗作用。这个实验室过去一直是研究一氧化碳的抗氧化效应，开展氢气相关研究有思路上的延续性和技术条件。该中心在国际上最著名的成就是关于各类器官移植的试验和应用研究，他们的研究证实呼吸 2% 的氢气可治疗小肠移植引起的炎症损伤，该研究最重要的发现是首次清楚证明氢气具有抗炎症的效应。当然，抗氧化和抗炎症本身存在紧密联系，甚至有人认为活性氧就是一类炎性因子，抗活性氧本身就可以抗炎症。尽管如此，从实验证据角度，这是首个获得氢气具有抗炎症证据的研究报道。

8.1.4　氢气通过诱导肝脏 FGF21 表达促进能量代谢治疗肥胖

这个文献属于经典文献的原因有三个：一是文章来自首先发现氢气医学效应的日本医科大学；二是首先发现肝脏 FGF21 可以受到氢气的影响；三是发现氢气具有减肥效果。

研究来自日本医科大学太田成男教授课题组，发表在国际著名的《肥胖》杂志。研究的内容非常丰富，首先他们发现氢水可以促进肝脏糖原的聚集，初步可以解释为什么短时间给氢气对许多疾病具有很强的治疗效果。然后他们用缺乏瘦素受体的 db/db 小鼠，证明氢气可以治疗Ⅱ型糖尿病，对正常高脂饮食引起动物脂肪肝也具有显著治疗效果，长期饮用氢气水可以在不减少饮食饮水量的条件下降低动物体重，减少体脂肪，也就是说具有减肥作用。同时动物的血糖、胰岛素和甘油三酯都显著下降，这些效果与限制饮食的效果类似。为了研究氢气为什么具有这些令人惊奇的减肥效果，他们采用 PCR 技术，发现氢气能提高肝脏的一种重要激素成纤维细胞生长因子 21（FGF21）的表达水平，FGF21 的作用是促进脂肪酸和葡萄糖的利用，他们还采用氧消耗对氢气促进代谢的效应进行了验证。研究提示氢气可能对治疗糖尿病、代谢综合征和肥胖具有潜在的价值。这个研究也再次深化了氢气医学效应的分子机制，对解释为什么氢气能治疗动脉硬化、中风和神经退行性疾病有重要参考价值。该课题组发现这个效应后申请了氢气具有减肥作用的专利。

8.1.5　氢气生理盐水注射治疗新生儿缺血缺氧性脑病

2008 年，第二军医大学孙学军教授课题组率先在国内开展氢气治疗疾病的研究，发表国内首篇论文证实氢气吸入对新生儿缺血缺氧性脑病的治疗作用。因为动物吸入氢气混合气体所用设备的使用不便，孙学军教授课题组开始考虑如何更简便地给动物氢气，最终选择制备氢气饱和生理盐水，经过研发改进实现了氢气溶液长期保存技术，并且应用注射氢气生理盐水的方法，在国际上首次证明氢水腹腔注射对新生儿缺血缺氧性脑病的治疗作用。其后与国内多家单位合作，先后证明氢气对阿尔茨海默病、急性胰腺炎、胆管阻塞后肝损伤、动脉硬化、糖尿病、视网膜病变、心脏体外保存、脑和脊髓创伤等多种损伤和疾病的治疗作用。可以这么说,氢气生理盐水的研制成功地将氢气医学研究规模扩大了至少30%。尽管这一研究的内容并不复杂,也没有什么重要的新发现,许多内容都是重复吸入氢气的研究方法,但这是成功制备氢气生理盐水后的首篇研究报道,可以作为这一领域的典型论文。

8.1.6　内源性氢气的作用

关于内源性氢气治疗疾病,比较充分的研究来自美国哈佛大学波士顿儿童医院。该研究采用刀豆素 A 诱导的肝脏损伤模型,分析大肠内细菌产生的氢气是否具有肝脏保护作用。该研究包含三个方面的内容。第一项研究证明抗生素降低大肠菌群数量后,动物各类组织中氢气浓度均显著下降,肝炎后肝功能相对正常组下降迅速,提示正常动物大肠菌群产生的氢气对肝脏具有保护作用。第二项研究采取抗生素加氢水口服,研究结果表明,在阻断内源性氢气产生的条件下,外源性氢气对肝脏损伤后炎症反应和肝功能下降有明显的治疗作用。第三项研究采取用抗生素后补充产氢大肠细菌的方法,结果表明,抗生素造成的内源性细菌减少和肝脏损伤保护效应降低可通过补充产氢细菌恢复。这项研究非常全面地证明了大肠细菌产生的氢气的生物学效应。

8.1.7　氢水提高放疗患者生活质量

这是 Nakao 教授与日本以及韩国的学者联合开展的早期临床研究。放射治疗的副作用往往给患者带来巨大的伤害,有的患者甚至因治疗副作用丧失生命。这一研究首次用临床研究证明氢气对缓解癌症治疗的副作用的价值。

研究选择 49 例接受放射治疗的恶性肝癌患者,采用随机安慰剂对照方法。把氢水浓度控制在 $0.55\sim0.65$ mmol,以欧洲组织 QLQ‑C30 量表韩国版作为生活质量评价方法,氧化损伤指标为患者外周血自由基代谢产物和抗氧化能力。结果发现,与对照组比较,肝癌患者在饮用 6 周氢水后,血液中活性氧代谢产物减少,可维持血液抗氧化能力。饮用氢水的患者生活质量评分显著提高。两组患者的肿瘤本身反应未发现不同。研究人员据此提出，日常饮用氢水可成为提高肿瘤患者放射治疗期间生活质量的一项新措施，而且氢水在降低放射治疗引起的氧化应激的同时不会干扰肿瘤的放射治疗效果。

8.1.8　哺乳动物细胞可代谢氢气

氢气医学领域的一个重要问题就是缺乏氢气分子效应基础，其中一个衍生问题是氢气是否能被人体和动物细胞代谢或分解，曾经有一些这方面的研究，但都没有取得成功。这一研究通过腹腔注射氘气作为氢气在体内吸收和运输的识踪方法。体外研究则使用猪心脏细胞线粒体呼吸链中复合物 I 产生超氧阴离子评价氢气的抗氧化效果。

研究发现，小鼠注射氘气后生理条件下大约有 10% 的氘气能氧化成为水，意味着过去长期把氢气归类为惰性气体的概念是错误的，也说明氢气的抗氧化能力远超人们的想象。研究还发现，吸入纯氧能明显降低氢气被氧化的比例，这也很意外，吸入纯氧一般认为会增加氧化应激，怎么会明显降低对氢气的氧化比例？内毒素可诱导炎症反应，但氢气被氧化比例并没有明显改变，呼吸 10% 的低氧也没有对氢气的氧化比例产生明显改变。体外试验发现，氢气能显著降低线粒体复合物产生超氧阴离子自由基的速度。笔者认为可能是氢气作用于可产生氧自由基的铁硫簇的结果。

研究的主要结论是，氢气确实可以产生非常显著的抗氧化作用，而且本身没有任何毒性，氢气可以作为一种廉价的抗氧化剂给氧化应激相关疾病的患者使用。虽然笔者认为这一研究论文十分重要，但并没有受到氢气医学研究领域的关注和重视，甚至后来的引用情况都不乐观。不过我们仍然坚持自己的看法。除非有研究证明这个研究结果是错误的，否则这种对过去概念颠覆的研究一定非常重要。

8.1.9　氢水沐浴治疗银屑病

2018 年 5 月，复旦大学附属华山医院皮肤科在 *Scientific Reports* 发表研究论文，证明氢水泡浴对寻常型银屑病及副银屑病患者皮损有显著改善效果。该文研究团队阵容强大,作者来自上海市多个三甲医院,通讯作者为复旦大学附属华山医院的骆肖群教授。

氢水沐浴是一种更简单的治疗皮肤病的给氢方法,具有局部高浓度、安全、无创等特点。平行对照试验的结果表明,氢水沐浴能显著改善大多数牛皮癣患者的皮肤表现。本研究受试者经历了至少 4 个月常规氨甲蝶呤、窄谱中波紫外光疗和维生素 A 治疗,但没有取得效果,令人惊讶的是有 6 例患者能减少甚至停止药物治疗。该临床研究证明氢水沐浴对银屑病患者有临床治疗作用,能减少脂质过氧化,提高血清抗氧化能力。大多数受试者皮肤痒感显著缓解,这与皮肤病变改善相一致。

这一研究代表了氢水沐浴这种特定的氢气使用方法,也是来自中国学者对氢气医学的重要贡献之一。

8.1.10　氢气改善大肠癌患者预后

外周血中 CD8＋T 细胞表面 PD-1 阳性表达数量与癌症患者不良预后存在关联,就是说血液内这种细胞数量越多患者预后越差。在利用氢气治疗癌症的研究中,探讨了氢气治疗对 55 例Ⅳ期结肠直肠癌患者外周血内 CD8＋T 细胞表面 PD-1 阳性表达细胞的影响。

研究结果发现,CD8＋T 细胞表面 PD-1 阳性表达细胞是癌症患者不良预后的独立相关因素。55 例晚期结直肠癌患者中,39 例该细胞数量增加,经过氢气治疗后,35 例细胞数量下降。总生存期是指从随机化开始至因任何原因死亡的时间;无进展生存期是从随机化开始到肿瘤发生任何方面进展或因任何原因死亡之间的时间,这些都是判断癌症预后的最重要指标。研究发现,氢气治疗对这种细胞比例的影响能独立预测总生存率和无进展生存期这两大临床癌症治疗效果的钻石标准。结果还发现,氢气联合治疗组总生存率明显高于单独免疫治疗组。

这一研究发现氢气吸入能减少晚期大肠癌患者 PD-1＋/CD8＋双阳性 T 细胞比例,这种改变与患者预后改善有密切联系。氢气联合 PD-1 抗体免疫治疗能延长患者生存时间。结果说明,氢气是一种理想的免疫治疗伴侣,能提高免疫治疗的临床效果,延长患者存活时间。

8.2　让人着迷的氢气

自然界有一种物质,最为简单,而分布最为广泛,占据宇宙物质组成的 90% 左右,这种物质就是氢气。有人认为,对于高等生命来讲,吸入氧气,呼出二氧化碳,与氢气何干? 现在觉得这种看法未免有些偏颇。别忘了,大自然不做无用之举,既然氢气无处不在,肯定就有它存在的价值。随着科学研究的逐渐深入,我们渐渐发现氢气对生命具有巨大的贡献,原来氢气是如此让人着迷。

8.2.1　潜水中的氢气

承受着海水的巨大压力,感受绝对安静的无声世界,潜入海中,与鱼虾亲密接触吧。虽然美妙迷人的海底世界能让我们暂时忘记一切,但费力的呼吸动作和寂静背景下的呼吸声音会给我们留下深刻印象。

潜入水下时,人们需要呼吸与周围环境压同样的高压气体,因此深度越大,所呼吸的气体压强越高。潜水时最常用、最方便的高压气体是压缩空气。不过,人们很早就发现,达到水下 60～100 米时,呼吸压缩空气会遇到一个无法克服的障碍。因为空气的主要组成成分是氮气,而高压氮气会使人发生氮麻醉。对潜水员来讲,这显然非常危险,因此国际上一般都规定呼吸压缩空气潜水的最大深度为 60 米。

我们肯定希望能下潜到更大深度,该怎么办呢? 人们已经想到一个最简单的方法,就是换用麻醉作用小的其他气体替代氮气,其中最常用的是氦气和氢气。国际上最大的潜水深度纪录 750 米就是采用呼吸氢、氦和氧混合气的方法实现的。随着一门新兴的应用性边缘学科——潜水医学(又称水下医学,是研究和解决潜水作业过程中各种医学问题的一门学科)的兴起,氢气也受到了更多科研人员的关注。

8.2.2　初露头角的氢气

使用氢气作为呼吸气体的重要前提是,人们认为氢气与氮气一样,属于生理学惰性气体,就是说这种气体被人体呼吸后,不与体内任何物质发生反应。常识告诉我们,氢气本身具有还原性,因此早期仍有少数人认为,氢气在生物体内具有抗氧化作用。1975 年,有人曾在《科学》发表论文证明,连续呼吸 8 个大气压 97.5% 氢气 14 天,可有效治疗动物皮肤恶性黑色素瘤,并认为是通过抗氧化作用实现的。2001 年,法国潜水医学家证明,呼吸 8 个大气压高压氢气可治疗肝曼氏血吸虫感染引起的炎症反应,首次证明氢气具有抗炎作用,并提出氢气与羟自由基(活性氧的一种,能杀死细菌等病原微生物,也能破坏 DNA、细胞膜和多糖化合物等,给人体造成直接伤害)直接反应是治疗炎症损伤的基础。但上述研究并没有引起广泛注意,一方面可能是因为高压氢设备操作复杂,难以作为一般临床治疗手段,另一方面是有人曾采用同位素标记的方法没有获得吸入氢气与体内物质发生反应的直接证据。

8.2.3　大显身手的氢气

2007 年 7 月,日本医科大学太田成男教授首次证实动物呼吸 2% 的氢气就能有效清除自由基,显著改善脑缺血再灌注损伤,作用机制就是氢气的选择性抗氧化作用。该研究迅速引起广泛关注,并掀起研究氢气治疗疾病的热潮。日本医科大学甚至专门建立了氢分子医学研究中心,我们的许多研究正是在太田成男教授的思路启发下开展的。

随后,太田成男教授的课题组又用肝和心肌缺血(心脏的血液灌注减少,导致心脏的供氧减少,心肌能量代谢不正常,不能支持心脏正常工作的一种病理状态)动物模型,证明呼吸 2% 的氢气可治疗肝和心肌缺血再灌注损伤。美国匹斯堡大学移植中心对氢气在器官移植方面非常关注,他们证明,呼吸 2% 的氢气可治疗小肠移植引起的炎症损伤,对小肠缺血和心脏移植后损伤同样具有保护作用。四川华西医院麻醉科发现,呼吸 2% 的氢气可治疗肾缺血再灌注损伤。孙学军教授课题组证明呼吸 2% 的氢气可治疗新生儿脑缺血缺氧损伤,研究结果与日本学者的结果类似。

上述研究表明,作为一种选择性抗氧化物质,氢气对很多疾病具有治疗作用,具有十分广泛的应用前景,也彻底推翻了氢气属于生理性惰性气体的传统观点,并启动一个新的研究方向:氢气医学。

8.2.4　改头换面的氢气

一些人在提到氢气时会感到害怕,关于氢气球爆炸致人伤残的报道也偶见报端,历史上最著名的氢气球爆炸要属德国的兴登堡号氢气球爆炸空难。虽然氢气是治疗某些疾病的良药,但吸氢试验需要比较特殊的设备,操作也比较复杂。这就给研究人员出了一道难题:怎么才能把氢气安全有效地送到人体呢? 因此,他们开始寻找更加实用的给药方法。

2008 年 7 月,日本医科大学学者发现,动物饮用溶解了氢气的水(氢水)可以抑制应激引起的记忆力下降,增加神经干细胞数量,这项研究成果在美国《神经精神药理学》杂志上发表,是有关氢水的首次报道。随后,他们又发现,饮用饱和氢水可以治疗多种疾病,如人类 Ⅱ 型糖尿病、小鼠基因缺陷引起的动脉硬化、维生素 C 缺乏引起的神经损伤、化疗药顺铂引起的肾损伤和帕金森病等。

在这种思路的启发下,第二军医大学孙学军教授课题组制造出饱和氢气生理盐水,并与国内外 30 多家科研单位合作进行广泛深入的研究。通过注射氢气溶液的方法给药以后证明,氢气生理盐水对新生儿脑缺血缺氧损伤具有一定的治疗作用。我们还发现,早期治疗可明显改善新生儿神经功能和学习记忆能力。该注射液对小肠缺血再灌注损伤,小肠缺血再灌注后引起的肺损伤,心肌、肝和肾缺血再灌注损伤和吸烟引起的肺损伤等均有治疗作用。更加不可思议的是,我们发现,中枢少量注射该注射液具有一定的镇痛作用。

8.2.5　抗氧化、抗衰老的氢气

氢气的生物学作用主要是选择性抗氧化,为什么它会有如此功效呢? 我们知道,生物体内自由基类型有很多,其中研究比较多的氧自由基和过氧化氢共同被称为活性氧。发生缺血或炎症时,体内会大量产生各类活性氧,在这些活性氧中,羟自由基和过氧亚硝酸阴离子毒性强,能直接导致细胞氧化损伤。过去的研究思路是寻找足够强的还原性物质,但是必然导致机体氧化还原状态的失衡,甚至还导致抗氧化治疗无效。因此,寻找可选择性中和羟自由基和过氧亚硝酸阴离子的物质是治疗各类氧化损伤的有效方法,是抗氧化应该选择的正确思路之一,氢气的选择性抗氧化特征决定了它应用的广阔前景。

氢气具有选择性、无毒、无残留、价格便宜等诸多优点,但还需要更多研究来证实它是否就是一个理想的选择性抗氧化物质。自由基是衰老、炎症、缺血等常见疾病的重要介质,氢气作为选择性抗氧化物质,能否在将来走向临床,在人类与衰老和疾病的战斗中发挥重要作用,非常值得期待。

8.2.6 由来已久的氢气

在生物进化的历史上,氢气曾经发挥过非常重要的作用。在生命的最初阶段,厌氧细菌(在无氧条件下生活的细菌)依靠氢气来对抗氧自由基的损伤。那么在人这样的高级生物里还有没有内源的氢气呢?

研究证明,人和动物体内有很多氢气,这些氢气的来源是大肠内的细菌分解产物,被血液吸收后运送到身体各部分。2002 年有《科学》的文章证明,小鼠体内氢气的水平在肝脏等组织达到 50 微摩尔以上,而日本学者的实验证明,25 微摩尔就能保护细胞抗氧化损伤。因此,体内的氢气水平足够产生抗氧化的能力。当然当机体发生严重的氧化损伤时,这种保护作用不能完全发挥,特别是在血液循环发生障碍时,局部氢气水平也受到影响。

正常人呼出气的氢气水平为 5~10 ppm,乳糖不耐受和菌群紊乱等疾病患者呼出气的氢气水平可明显增加到 100~200 ppm,临床上可通过检测呼出气中的氢气水平用来诊断上述疾病。

总之,氢气选择性抗氧化作用的发现具有里程碑的意义,不仅会引起基础和临床医学领域的很大兴趣,而且可能对人类疾病的防治产生深远影响。一个大胆的推想是,如果氢气确实能在临床上发挥重要作用,这项研究有望问鼎医学生理学诺贝尔奖。但由于目前研究深度和广度的限制,很难给出更加清晰的描述和展望。我们将不断关注和总结该领域的更新和发展,也希望有更多人关注氢气医学进展。

8.3 氢气医学的未来

氢气是自然界中最小的双原子分子，也是自然科学研究最充分的物质之一，最近 10 年的研究表明，氢气通过选择性抗氧化作用能对多种氧化应激相关重要疾病产生预防治疗作用。虽然目前尚缺乏确定性临床证据限制了氢气的临床应用，但由于获取氢气十分便捷、氢气对人体极其安全，氢气的广泛应用有极大可能性。本节将对氢气医学相关问题进行全面回顾和分析，并提出将来重点考虑的研究方向。

8.3.1 氢气医学研究发展的阶段性分析

氢气医学的奠基性工作是 2007 年日本医科大学太田成男教授课题组的研究，发现微量氢气具有选择性抗氧化效应，少量氢气吸入对动物脑组织缺血再灌注后细胞氧化损伤具有治疗作用。这一开创性研究彻底颠覆了过去人们对氢气属于生理惰性气体的传统看法，为氢气的医学应用研究打开了一扇窗口，从此氢气医学研究和产业化进程迅速发展。但现在氢气医学临床和理论研究仍然处于瓶颈阶段，氢气医学被学术界广泛认可和进入临床实际应用还有困难和不确定性。这些问题给氢气医学带来挑战，也为氢气医学研究者提供了努力的方向和前进的动力。

氢气医学早期研究主要是对氧化应激相关急性和慢性器官损伤的研究，例如重要器官(心、脑、肝、肾)缺血再灌注损伤和药物毒性损伤等动物实验研究，这个阶段主要是用不同损伤模式验证《自然医学》研究论文中发现的吸入氢气抗氧化损伤作用。

2009—2012 年期间，开始有大量氢水饮用和氢水注射的研究，也有通过肠道菌群增加氢气供应的研究。该时期主要研究是采用不同给氢方法验证氢气医学效应。一些临床研究是关于氢水治疗疾病的，早期主要包括糖尿病、代谢综合征、帕金森病、类风湿关节炎、运动损伤、血液透析和皮肤病。该时期临床研究多属于规模小的初步临床研究。

在前期研究基础上,近几年氢气医学研究在分子水平上有了一定深入,尤其在炎症相关信号分子、氧化损伤相关分子细节和基因调节方面。在对氢气作用机制的认识上,开始对选择性抗氧化进行反思,不仅有学者提出质疑,也有人提出氢气能诱导内源性抗氧化,这是对选择性抗氧化的补充或修订,也有学者提出氢气具有信号作用的设想,但证据并不充足。在研究方法方面,有学者利用氘标记技术证明氢气在体内的利用率远高于过去的猜测,提示氢气可能会参与代谢过程,甚至给细胞提供能量,这对于理解氢气的医学效应具有颠覆性价值,可惜一直没有后续研究。临床研究则更多集中在2016年以后,研究规模也逐渐增大,如证明氢水饮用对血脂异常的调节作用;吸入氢气能促进急性脑缺血和心肌梗死脑心功能后期恢复;氢水能预防阿尔茨海默病,治疗反流性食管炎;氢水沐浴对牛皮癣有治疗效果;多项研究验证氢水透析能减少血液透析副作用,对腹膜透析后硬化也可能有预防价值;日本学者发现氢气吸入能增强晚期大肠癌患者和小细胞肺癌患者抗肿瘤免疫功能,改善患者预后。

8.3.2　氢气医学存在的问题和未来重点发展方向

8.3.2.1　氢气医学存在的问题

氢气医学虽然比较活跃,但临床研究证据不充分和分子作用机制不明确仍然是十分明确的问题。作为一种新型抗炎症、抗氧化治疗工具,氢气具有很强的应用潜力,但是氢气疗法成为一种临床应用技术需要严格的医疗资质认证。这需要较长的时间和大量精力、财力的投入,目前日本和中国的一些学术机构和企业正在进行这方面的努力,日本主要将氢气吸入用于心搏骤停综合征预防,中国主要将氢气吸入用于治疗呼吸系统疾病,目前已获得阶段性成绩。

氢气治疗临床疾病的大规模随机双盲对照试验是能够让医学领域甚至普通大众广泛认可氢气医学地位的重要条件,目前这方面的证据仍然缺乏。更关键的是,目前氢气医学效应的分子机制不够清晰,这是导致氢气医学学术高度不够的关键因素。分子作用机制不仅是学术价值的要求,也是未来判断分析氢气医学效应,预测氢气作用范围,改善和优化氢气使用方法的重要基础,是医学药物研究绝对不能忽视的问题。氢气的抗炎症、抗氧化效应明确,但产生这些效应的分子机制不清楚,氢气作用的分子机制是氢气医学领域迫切需要研究的科学问题。

氢气医学经过 10 余年的发展,在治疗疾病机制和临床研究证据等方面都取得了很大进步,积累了大量研究数据,但是氢气效应机制和临床研究证据的确定性仍然是悬在氢气医学上空的两朵乌云。正如 1900 年男爵开尔文教授比喻在物理学上空的两朵乌云,"19 世纪末,物理学的大厦已经建成,晴朗天空中的远处飘浮着两朵令人不安的乌云"。后来的事情大家也知道,两朵乌云掀起了狂风暴雨,催生了 20 世纪现代物理学的两大支柱——相对论和量子力学。那么对氢气医学上空两朵乌云的解决也必然是氢气医学未来远大前景的重要方向。

8.3.2.2　氢气医学研究未来的发展方向

1) 氢气医学效应机制研究

关于氢气治疗疾病的机制,有两个方面需要深入研究。一个是氢气的选择性抗氧化,氢气是弱还原性物质,离体试验证据提示氢气可与氧化作用很强的活性氧(如羟自由基和亚硝酸阴离子)直接发生反应。这虽然提示氢气具有选择性抗氧化作用,但明显缺乏在体的直接证据,因此,在体是否也具有选择性抗氧化作用需要深入探讨。另一个是信号机制,从目前的资料看,氢气可与羟自由基和亚硝酸阴离子直接发生反应,其中羟自由基活性强,其本身选择性应该不会太好,可以与多种还原性物质发生反应,虽然氢气只能与这样的活性分子反应,但还是不能直接推论为氢气可以选择性中和它。另外从反应速度上看,羟自由基与其他还原性物质的反应速度是与氢气反应的 1 000 倍,除非氢气浓度特别高,否则不应该有选择性。羟自由基的衍生产物也能与氢气发生反应的观点可能更有说服力,亚硝酸阴离子选择性更好一些,因为它本身的活性相对较弱,更容易与氢气发生反应。另外,亚硝酸阴离子能调节多种信号系统,这些信号系统是否间接受到氢气的影响,值得深入探讨。

针对机制问题,我们可以利用组学工具寻找使用氢气后生物系统中特异性变化效应分子,然后通过分子生物学技术进行确认;也可利用氢气定量分析和同位素示踪新技术,研究氢气生化代谢规律,根据氢气代谢过程探索氢气医学效应的化学基础。

分子机制研究不仅能深入理解氢气的作用基础,解释氢气的生物学效应,也是正确使用氢气和寻找提高氢气效果策略的重要途径。氢气机制的研究深度是氢气医学理论高度的体现,是氢气医学研究繁荣发展的标志,也是氢气医学成熟的基础。

2) 氢气应用比较研究和精准临床应用研究

氢气使用的方法很多,包括吸入、饮用、沐浴、利用细菌产生氢气和某些释放氢气的材料等,这些方式各有优势和特点。研究表明,不同方式获得氢气的组织浓度和效应存在差异,该选择哪种方式应用、是否可以两种或多种方式联合使用,这些都是重要的问题。比较并寻找理想使用方法可以对未来氢气医学的临床应用提供重要的应用技术参考数据。

氢气治疗疾病的范围值得广泛研究,由于氧化应激是多种疾病的共同发病机制,对于所有涉及氧化应激的疾病,氢气都有可能具有治疗作用,例如各类缺血、炎症、慢性疼痛、药物毒性作用等。由于研究的方法都比较成熟,目前这方面的探索已经非常深入,已证明氢气对多种疾病类型具有治疗作用,将来通过进一步的动物实验和大样本人群研究,可以确定氢气可治疗疾病的精准方法和范围,对重要目标疾病开展大规模双盲随机安慰剂对照临床研究,以获得确定性临床效果证据,争取让更多种特定方法获得医药监管机构的批准应用于临床。氢气作为一种辅助治疗手段,将来会在医疗和健康服务领域发挥巨大作用。

3) 氢气对重要慢性病干预临床研究

氢气的医疗应用价值不仅在于对急性病的治疗,对慢性病的预防和干预也非常重要,预防作用是减少发病率,干预则是推迟和延缓并发症产生。例如肥胖患者采用氢气吸入或氢水饮用方法,可以减少糖尿病和高血压发生。对已经发生慢性病的患者,重点是通过氢气和常规药物治疗,减少并发症的发生,提高慢性病患者的生活质量。氢气对炎症和氧化损伤也有一定效果,但这些效果并不是特别强烈,这更适合于许多慢性病本身的病理生理特点,例如糖尿病、阿尔茨海默病、动脉硬化和高血压,这些疾病虽然也存在炎症和氧化损伤等病理过程,但都不如急性炎症疾病那样剧烈,温和的病变过程适合温和的治疗工具,氢气对这些问题的治疗恰到好处。大量的研究表明,长时间使用氢气产品如饮用氢水和吸入氢气,对许多慢性病患者能产生一定的缓解作用,一部分患者能取得非常好的治疗效果。由于慢性病越来越成为经济发达社会的沉重负担,影响范围大,人群数量多,氢气医学作为综合措施的一部分,只需要产生一定比例的作用,只需要产生一定程度的效果,就可以带来不可限量的社会效应。

4) 氢气预防癌症和癌症辅助治疗研究

癌症预防是减少癌症发生的重要策略,但是预防癌症的工具并不太多。氢气抗炎症、抗氧化给各类上皮不典型增生、结肠炎和肝硬化等某些癌前病变患者预防癌症发生提供了重要工具,这方面的基础研究和临床研究都非常值得重视。对于癌症患者,放射、化学、靶向和免疫治疗等都存在严重的副作用,氢气对癌症治疗的副作用的缓解作用非常值得研究,同时应该进一步明确氢气干预是否会减弱这些治疗的效果。对于晚期癌症患者,氢气治疗可在改善患者生活质量、延长生存时间方面重点研究。从目前掌握的许多个案资料看,氢气对晚期癌症患者有很大意义,尤其是肺癌、乳腺癌、消化道癌症,对缓解癌性疼痛和减少癌症转移等方面都值得探索。

氢气在癌症领域的应用有三个大的方向,一是预防癌症的发生,二是辅助性治疗,三是姑息治疗。预防癌症的效果已经有一些基础研究,未来可以作为重要研究内容,对某些常见癌前病变患者进行长期干预,这些疾病包括肺结节、肝硬化、炎症性结肠病、食管上皮异常分化、胆囊息肉等。辅助性治疗主要针对常规治疗带来的副作用,尤其是靶向治疗、放射治疗和化学治疗等的副作用,这方面已经有一些临床和大量基础研究,未来重点开展临床研究,对各种治疗方案进行细化研究。姑息治疗也是非常重要的,对无法接受各种治疗的晚期癌症患者,氢气可以提高患者生活质量,减少疼痛和身体衰竭等问题,氢气提供了增强身体系统稳定性的工具,让身体能更有效地调动潜能,实现与癌症共存的状态,给患者提供了战胜癌症的时间。这方面有许多个案资料表明,大剂量使用氢气或许能逆转部分患者的病情,甚至能让患者长期存活,这具有特别重要的意义。

5）氢气的非医学应用探索

氢气不仅在医学上有价值，在其他领域也有重要的研究和应用价值，例如对植物的生长调控，提高植物抗逆能力，提高动物抗病能力，改良土壤的潜力，对细菌和真菌的调节作用等。这些作用使氢气在提高农作物产量，减少化肥、农药使用量，提高农作物品质，改善环境等方面具有潜在应用前景。中国在这一领域拥有非常独特的优势，不仅有全面的研究基础，还有全面的应用需求。

6）内源性氢气的作用机制探讨

人类和高等动物体内也存在一定水平的氢气，目前认为，这些氢气不是机体自身组织产生，而是来自肠道菌群代谢被人体吸收。有人检测发现，正常小鼠大肠、脾、肝、胃黏膜等部位氢气水平非常高（如肝脏氢气浓度可达到42微摩尔）。体外细胞氧化损伤研究表明，只要培养基内氢气浓度达到25微摩尔就可显示出明显的抗氧化作用。这说明正常小鼠体内氢气浓度已经明显超过抗氧化所需要的水平。

氢气在体选择性抗氧化作用的发现提示我们需要重新评价人体内氢气的生物学效应。肠道菌群存在大量与氢气代谢关系密切的细菌，这些细菌可能会受到环境氢气浓度的影响，饮用氢水对肠道菌群的作用可能是氢水预防和治疗某些菌群相关健康疾病问题的重要因素。

下 篇

孙学军谈氢气医学

第9章 氢气医学辩证应用

9.1 氢气医学那么好，为什么仍有人不认可

任何一个说法都可以找到反驳的角度，著名科学家做一些研究，也难逃有人说三道四。你做结构生物学研究，会说你科研民工，投机取巧，没有科学价值。你做量子通信，会有人说连爱因斯坦都不相信的事，怎么会成立，肯定是忽悠人。再加上科学本身带有不确定性，科学成立需要特定条件，如果不按照规矩，只去找别人的漏洞，那么谁都不是完美的。

一直有不少人反对氢气医学，包括一些著名人物。例如有人认为，氢气医学研究者都是一些不入流的学者，所以研究内容不可靠。这肯定是一种不讲道理的说法，一种研究或理论是否可靠，不能用学者的地位和档次来评判，只能用证据和逻辑进行反对。也有人引用一些学者或媒体的观点，说氢气的医学作用多数是动物和细胞学研究证据，不等于某氢水产品就有同样的效果。确实是这样，离开了具体场景，就不能随便得出结论，但认真一点的态度是，这种没有效果的说法，也是需要有证据的，例如你认为这种产品氢气浓度没有达到研究的情况，拿出的产品剂量不能保证有效等，不能简单否定其说法，否则会有不讲理的嫌疑。

也有人说，今天氧化剂有效果，明天还原剂有作用，氧化和还原相互矛盾，怎么可能氧化和还原都有效。这是一种生物学基本知识不足的表现。

化学上,氧化和还原是一对矛盾,但在生物学上,氧化和还原其实同样重要,具体作用需要不同的场景。例如杀死细菌的抗生素能治疗细菌感染,但是抗生素也会破坏人体的菌群平衡。现在我们特别强调菌群对健康的重要性,使用抗生素一定要慎重。但是并不等于我们绝对不用抗生素,如果发生了细菌感染,我们仍然会使用抗生素,但如何使用是需要讲究的。氧气是典型的氧化剂,缺少这种氧化剂,人是无法生存的,所以有时候我们会吸氧治疗疾病,吸氧就是典型的使用氧化剂的情况。但是别忘记氧气也是有毒的,过度吸氧尤其会显示这种物质的毒性,所以吸氧是需要讲究方法和剂量的。在疾病情况下,氧化过度是主要矛盾,许多本身是重要信号分子的活性氧变成了对身体有毒的自由基,对这些有毒自由基,我们就需要适当采用抗氧化手段。氧化和还原在生物体系中是一个平衡对,类似酸碱平衡,理想的治疗方法是在不破坏氧化还原平衡的情况下,尽量减少氧化损伤的发生。氧气持续供应可维持氧化张力,对需氧生物氧气的供应是时刻不能缺少的,所以我们说没有氧气人活不了。但是氧气作为氧化剂,在能量代谢过程中,仍然不断会产生过度氧化副产品,这些过氧化物或活性氧本身也具有生物功能调节作用,需要有一定量的维持,如果这种物质产生过多,则会导致氧化还原平衡的破坏,这时候就需要抗氧化的策略。所以,对生物来说,氧化和还原都是工具,不同情况下都能解决问题甚至治疗疾病,并不矛盾。如果说吸氧是提供氧化剂,吃饭就是提供最基本的还原底物,吃饭和吸氧,哪个都不能少,这是人人都明白的道理。

氧化和还原也可以用发动机为例说明,发动机正常工作需要氧气和汽油两种原料的供应,而且需要协调才能正常工作。氧气和汽油分别是氧化剂和还原剂。对发动机来说,作为还原剂的汽油和作为氧化剂的空气都不可或缺。进一步讲,即使空气和汽油都具备且比例合适,仍存在燃烧不彻底的问题,长时间会产生积炭,如果在系统中加入氢气,则可以减少积炭的产生,这种方法已经有人使用。即使已经有积炭,使用氢气燃烧的高温,也能把积炭去除。我们使用氢气也有用氢气去除身体内"积炭"的作用。这个比喻当然不能代表生物体系,但情况有类似性,可方便大家理解。

氢气的优势是什么？只有两个：一是有效，这已经有非常多的研究证据证明，不仅是细胞和动物研究证据，而且有许多人体研究证据；二是安全，氢气的安全性是超过氧气和空气的，几乎没有任何毒性。当然我们不能说氢气绝对不会有副作用，因为只要有治疗等生物作用，在不同场景下可能会成为副作用，只是我们现在还不了解这种副作用是什么。氢气作为一种安全的、理想的选择性抗氧化物质，调节氧化还原平衡值得信赖。

好东西不一定都说好，不一定所有人都认可，好不好最终只能靠证据和时间来验证。所谓真金不怕火炼，氢气是真金，就不怕质疑，不怕有多种声音。

9.2　少谈点科学和真相，多一些安慰和帮助

我一直不想谈这样的话题，这会让人觉得，似乎我非常鼓励一些不讲科学的态度，其实我是比较科学的人，对任何事情都喜欢用科学方式，甚至在某些场合下会因此而得罪人，尤其是遇到宗教和传统文化相关的话题，就容易出现不必要的争执。但是现在我学乖了，遇到这种情况不再过度追求科学精神和原则了，因为不在一个维度的前提下根本不能讨论。其实有时候，科学和真相并没有那么重要。

许多当红名人经常调侃保健品，许多自媒体也喜欢把保健品作为讽刺话题讨论，但是其实这种讨论会对一些弱势人群产生危害。

对于保健食品功能，虽然存在许多争议，但是功能是确定的，中国过去的保健品标准也需要明确功能，就是说虽然不能非常确定，但有效成分一定要存在。除了保健品本身具有的作用，另外一个就是关于心理暗示作用，其实学术上现在有专门的概念叫安慰剂效应，就是明明没有任何作用，但只要患者或受试者自己认为存在，甚至清楚存在安慰剂，都会发生对目标疾病的治疗作用。就是明确告诉患者，你吃的不是药物而是安慰剂，但患者只要按

照规定服药,仍然能产生治疗作用。不用吃药,产生作用,这难道不是欺骗吗?但是这种欺骗要不要?英国、美国的一些著名医疗机构已经在临床进行研究并计划推广。以患者为中心,就是要效果,而不是真相。科学研究发现,安慰剂效应存在物质基础,就是我们的大脑和免疫系统会被安慰剂诱导出治病能力,或者说我们自身强大的自我修复能力可以被安慰剂动员出来,这道理并不复杂,难的是要找到具体的作用机制,这方面已经取得了非常好的进展,如在大脑内发现启动安慰剂效应的中枢脑区,对某些疾病治疗的化学基础等。

医学发展到今天,看上去已经非常高端,其实有许多基本现象仍然无法理解,面对复杂的生命,医学上有一个法宝,就是安慰,安慰与安慰剂存在许多类似性。在纽约东北部的撒拉纳克湖畔长眠着一位名不见经传的特鲁多医生,但他的墓志铭却久久流传于人间,激励着一代又一代的行医人:To cure sometimes, to relieve often, to comfort always。中文翻译简洁而富有哲理:有时去治愈,常常去帮助,总是去安慰。这段名言现在已经被医学界广为接受。我在医学院学习期间,经常听到一些老师讲自己和同事过去使用安慰剂疗法的传奇。有的人吃某种保健品,自己感觉神奇无比,了解真相的人知道这种保健品可能并没有那么神奇,我们有必要告诉他是被欺骗,然后让他萎靡不振吗?以患者为中心,有时候安慰就是善意的谎言。

肯定有人会质疑,那么氢气和氢水对某些人也有可能是安慰剂效应,这当然是有可能的。从学术角度,我们必须排除安慰剂效应影响,明确效果是否来自氢气本身,开展随机双盲对照临床试验的主要原因和目的就是排除安慰剂效应,明确药物和治疗方法本身的作用。但是当面对具体一个个体,则不能过分较真,无论如何,有效才是关键,而且也很难分清是氢气本身的作用,还是安慰剂效应。医生可以给患者安慰,每个人都可以安慰别人。

总之千万不要到处用科学的大帽子去无情揭患者的伤疤,看着流血不止的伤口,告诉患者一些大道理。科学不能作为道德标准,科学不能违反伦理原则,爱科学,更要爱人类!

9.3　老老实实地做好一件事，
宣传氢气医学！

对于全体中国人来说，2016 年巴西里约奥运会最大的亮点就是郎平执导的中国女排荣获奥运会冠军。32 年前，郎平作为中国女排核心主力队员赢得奥运冠军；32 年后，作为主教练再一次率队夺冠。

针对这件事，陈安老师在科学网写了文章，比较有营养，有兴趣可以自己去看。我注意到文章中有一句话很有哲理，就是"这个时代，我们就应该老老实实地做好一件事"。

陈安认为，李小文院士做到了，现在郎平教练也在排球领域做到了。其实郎平不只是做好一件，而应该是两件。自己拿到奥运会金牌，做总教练再次拿到奥运会金牌，因为这两个只要有一个，就可以算是非常成功的人生。从人生高度的角度来看，李小文和郎平的成功应该是从一而终带来的成就。

从 2007 年到现在，我自己一直致力于氢气医学研究和宣传，到今天已经有 10 多年了。虽然算不上非常大的成就，但是也取得了一些成绩。先后发表了 100 余篇学术研究论文，主编出版了氢气医学专著，组织成立了氢气医学专业学术组织，举办了多次全国性学术会议，建立了氢气生理盐水给药方法，推动了氢气医学研究和产业在中国的快速健康发展。

有朋友告诉我，我之所以会多年持续投入这个领域，一定有其内在原因，而且应该存在让人信服的理由。这显然是毋庸置疑的，我不是傻瓜，不可能在自己都不确定的领域持续投入时间、精力和感情。但具体说到底有哪些理由，还真没有认真思考过。看了陈安老师的文章，大概是比较好的回答，那就是"氢气医学是我应该老老实实地做的一件事"。我做得比较成功的事应该是推动了中国氢气医学研究，无论是基础理论研究，还是临床医学研究，都因为我的努力而更加领先国际。如果我比较成功，中国的氢气医学产业也更可能会领先国际。推动学术和产业的快速健康发展是我努力宣传氢气医学的最终目标和最大愿景。

氢气医学是一个新的研究领域,不仅存在氢气效应机制不清楚的科学研究特征,也存在经济、安全、有效促进健康、治疗疾病的应用价值,但是这些概念和问题并没有得到学术和公众的广泛接受和认可,在一定时间内需要开展多种方式的宣传。我是中国从事氢气医学研究最早的学者,是从事氢气医学研究最多的学者,也一直喜欢科学信息宣传普及。能找到一个应该干、喜欢干、值得干的重要使命就是一个人的最大幸福。因此,宣传好氢气医学就应该是一个热爱科学、热爱自己学术事业的普通学者应该坚持老老实实干好的一件事。

非常同意中央研究院心理研究所所长唐钺先生的告诫:"你要坚持去做自己选择的研究工作,干它个三五十年,即使你是一个庸才,也会变成专家。因为到那时候,你在某一学术领域所积累起来的知识,将会比别人更多,你自然就成为一个专家了。"

一个人干好一个事最好的办法就是简单重复,只要这种简单重复是有价值的,那么我们就有必要坚持老老实实干好这件事。

老老实实宣传氢气医学!我们值得努力。

9.4 氢气是一种气体营养素

氢气是一种生物活性物质已经毫无悬念,但随着对氢气效应研究的深入,研究者们感到这种气体或许是高等动物的一种营养素。这种营养素是其他生物如细菌产生的代谢物质,能被人体代谢,也能在人体内发挥生理调节作用。甚至有学者提出氢气复苏的概念,就是这种内源性气体在疾病状态下存在相对缺乏的情况,应该给予补充。

一般情况下,我们认为人类的营养素(nutrient)是指食物中可给人体提供能量、构成机体和组织修复以及具有生理调节功能的化学成分。更广泛的定义是,能维持人体健康以及提供生长、发育和劳动所需要的各种物质都可称为营养素。人体所必需的营养素有蛋白质、脂肪、糖、无机盐(矿物质)、维生素、水和纤维素七大类。

营养素是生物进化的产物,随着生命形式的复杂程度增加,营养素的类型和范围不断变化。新陈代谢是一切生命现象共同的重要特征之一,所谓新陈代谢是指生物体不断地吸收外界的物质,这些物质在生物体内发生一系列变化,最后成为代谢过程的最终产物而被排出体外。新陈代谢决定了必须与周围环境进行物质和能量交换,其中物质交换的种类大部分都属于营养素的范围。一般来讲,处于生物链下游的物种营养素种类相对比较少;处于食物链上游的物种,杂食性动物比肉食类和草食类动物的营养素种类更多,草食类动物相对比肉食类动物的营养素种类更多。

营养素相对于不同物种存在不同定义,人类营养素一般限制于通过食物摄取的物质,严格意义上,氧气虽然对人体的重要性非常大,但一般不作为营养素看待。由于水主要通过食物和饮水摄取,一般把水作为重要营养素看待。植物主要依靠根吸收营养素,也依靠叶片吸收空气中的二氧化碳,低等生物摄取营养主要依靠与环境直接进行物质交换,而气体在植物和低等生物中具有更突出的作用,因此许多气体在植物和低等生物中也被归类为重要营养素。例如氮气和氢气是固氮菌和甲烷菌的重要营养素,二氧化碳是植物的重要营养素。

对食草类和杂食性动物来讲,许多维生素如维生素 C 主要依靠植物类食物摄取,因此属于重要营养素。但对肉食性动物或低等生物,植物来源的多种维生素完全可以依靠自身合成,因此不作为营养素看待。总而言之,营养素的一个特征是看机体是否需要补充。

营养素的范围一直在不断扩大。随着生命科学研究的进步,人们对营养素的认识不断丰富,过去一些没有被认识的营养素不断被发现,历史上各类维生素的发现就是经典的例子,现在也不断发现一些新物质虽然不是维持生命活动的必需物质,但对维持人类健康十分重要。例如,葡萄籽的一种成分白藜芦醇、西兰花等十字花科植物中的莱菔硫烷、生姜的姜黄素、大蒜的大蒜素等都属于这类营养素,这类营养物质目前也已经被营养学重视。

许多气体可能是被人们忽视的一类营养素。二氧化碳是植物的营养素,氢气是细菌的营养素。二氧化碳对动物的酸碱平衡和呼吸运动等重要生理功能具有关键调节作用,但动物代谢产生大量需要通过呼吸代谢的二氧化碳,不再需要从外界摄取补充,因此不属于动物的营养素。氢气、甲烷等物质也应该是重要的营养素类物质。氢气和甲烷对保护生物体免受炎症和氧化损伤具有重要作用,一般情况下,氢气和甲烷主要由大肠内细菌代谢产生,对于草食类动物,这些气体的产量十分巨大,不是主要问题,而作为杂食性动物的人类,这些气体可能会因为食物种类的单一,如过度食用精细加工的粮食和肉类导致细菌营养物质缺乏而产量不足,从而导致气体营养素的缺乏。随着研究的深入,气体营养素的范畴将会不断扩大。气体营养素与传统营养素概念的最大区别是这些物质不一定是直接通过食物获取的,因为食物不是气体的理想载体,但人类和许多动物可能存在某些生物气体不足的可能,甚至是某些疾病发生的根源,通过呼吸、饮水或增加细菌产生等方式可以提供补充,能提高健康水平。

9.5　水是生命之母,氢为生命之父

我对水没有研究,但是由于研究氢气,而氢气溶解在水里成为氢水是使用氢气最常见的方法,让我不得不学习一些关于水的知识。不过从我的研究经历和经验来说,不断学习新知识应该是一个科研人员的一贯习惯。

我在 20 世纪 80 年代后期读大学,是读临床医学专业,但并没有干过临床,本科毕业后直接读基础医学生理学硕士研究生,然后是神经生物学博士,毕业后从事医学教学和科研。在早期研究经历中,我对自由基只是一知半解。自从开展了氢气医学效应研究,为了弄清楚氢气的作用机制,我不得不从头学习自由基的知识,但是仍然是门外汉,自由基属于化学领域,对医学来说,许多内容无法从根本上(如从量子力学水平上)理解。

不过,学无止境,也不限制跨行学习。我博士毕业后,曾经到两个单位从事核磁共振成像方面的研究,虽然磁共振成像对我来说只是一种研究技术,但是我趁机学习了一些磁共振方面的基本知识。这些知识对我后来的学习和科研产生了很好的促进作用,至少让我不会对其他跨行领域的知识产生恐惧。

　　水是万能溶液,水具有固体、液体和气体三种状态。水是生命产生的前提条件,也是生命体发挥基本功能的必需条件。水是生命之液,是生命活动的必要条件。有了水才会有生命,人类探索外太空是否有生命,也是以是否存在水作为标准之一。

　　水的重要性毋庸置疑。没有水就没有生命,但是许多人不知道的是,水是人类最重要的基本营养素之一。如果有水但没有食物,人可以活一个月,但是如果没有水,三天就很危险,这也是许多灾难救援有所谓"黄金 72 小时"的最基本原因。水是人体维持体温、吸收营养、排泄废物的最基本工具,几乎所有的细胞代谢过程都必须在水溶液中进行。

　　人体含水量受年龄、性别、体型和身高等因素影响,水在成年人体中占体重的 $55\%\sim75\%$,且该百分比女性高于男性;年龄越大,含水量越少;脂肪越多,含水量越少。但是不能简单将含水量作为是否健康的标准。比较理想的含水量就是细胞维持功能的理想水平,大约 2/3 的水在细胞内,另外 1/3 在细胞外。

　　保持身体最佳含水量是维持长期健康和长寿的最基本条件。每年夏季酷热都会夺走许多人的生命,高热造成死亡的原因主要是脱水,脱水也是老年人和儿童患病死亡的常见因素。感染患者如果同时伴随脱水会显著增加死亡率。身体少量缺水,如占体重的 $1\%\sim2\%$ 就能显著影响运动成绩和认知功能。

　　水分子是一个人字结构,氧原子与两个氢原子分别以共价键结合,水分子的两个氢原子与氧原子结合后的夹角是 $104.45°$,而不是预测的 $109.5°$,这是因为氧原子还有另外两对电子,这些电子对氢原子核产生一定排斥作用(产生挤压效应)。

　　因为氧原子有孤对电子,能分别吸引另外一个水分子中的一个氢原子核,形成一个特殊的分子间作用力——氢键。这样类似于两个交叉的磁力棒每个水分子中氧原子有两个电子对负极和两个氢原子正极。每个水分子可以与 4 个水分子形成氢键,因此水可以形成一种空间网络结构——水分子团簇。许多人把水分子团簇大小作为判断水的品质标准,但这并没有得到学术界的认可。

　　水分子的极性也让水溶液特别容易溶解具有极性的带电离子,例如氯化钠在水中就是以正负两种离子的形式与水形成结合结构。每个离子周围都会吸引大量水分子,形成刺猬样结构。水可以形成四个氢键的性质也是生命离不开水的重要原因之一,许多生物分子如蛋白质和脂类物质就是与水形成氢键结构,形成多种多样的生物形态。例如细胞膜就是因为酯类分子按照亲水疏水的特性形成稳定结构。DNA 双螺旋立体结构的核心维持力就是各种氢键。蛋白质的三维结构更是氢键作用的必然结构。没有氢键,就没有水能在常温下保持液体等大部分性质,就不可能出现生命。氢键也是水可以分解为氢离子和氢氧根离子的重要原因,这样可以让水呈现出酸性和碱性的特征。

水分子的相对分子质量为 18,因此每摩尔水分子有 18 克,属于非常轻的物质,比水重的物质如氡可以呈现气态,氡的分子量是 222 克,约是水的12 倍。这都是因为水可以形成氢键,而氡没有这样的能力。

氢键产生的根源在于氢原子的特征,这种原子核只有一个正电荷质子,与氧原子等形成共价键后电子云必然会偏移到氢核一侧,另一侧就会被极化出部分正电荷,这样的结构在其他原子中也会产生,但都没有氢原子这样高的比例。

氢气医学让水与生命的关系增加了更多含义。水是生命之母,氧气是自然界中非常独特的氧化剂,也是需氧生物不可缺少的物质。氢气具有强大的还原作用,也是生命产生的催化剂,可以认为是生命之父。大量研究发现,地球生命诞生需要氢气作为电子供体,也是早期生命赖以生存的能量基础。现在地球一些极端环境如海底温泉,那里没有阳光,也没有氧气,但有许多种生命形式,这些生命仍然是依靠氢气作为能量交换载体。因此可以说,氢气是生命之父,精心呵护着最早期生命的形成和发展。

组成水的氢和氧都是生命的重要元素。认识到氢气对生命的重要性依赖于最近氢气医学的研究。有人认为,氢和氧互为阴阳,氢氧组成水是阴阳和合的结果,符合中华古代阴阳哲学。氢、氧和水这三种物质之间的关系也能体现宇宙演变和生命诞生的内涵。这种观点是可以从哲学上来考虑的,但无论如何,氢、氧和水都是生命物质,是属于现代科学范畴的观点。

上善若水,氢氧成之;水为生命之母,氢为生命之父!

第10章 氢气医学发展面面观

10.1 宣传氢气医学是否合理？

有读者给我留言，"如果在没有医学证据的情况下，用媒体文章来推广其医疗效果，就不是科学态度了"。我觉得这个问题很难回答。过去确实没有认真考虑这么做的合理性问题，这需要认真地考虑考虑。

1）宣传氢气医学研究知识的必要性

通过自媒体和网络工具宣传氢气医学，目的是让科研人员和普通大众了解氢气医学研究的最新进展和知识，这应该是值得提倡和鼓励的行为。因为科学研究的条件来自社会支持，社会有权利了解科研人员都做了一些什么内容，这符合逻辑。从科学宣传角度，学科的研究进展作为一种产品通过网络等形式进行宣传，也是增加学科影响力的方式。

从我个人角度看，我认为氢气应该成为一种对人类健康产生重要影响的工具，它有一些非常重要的优秀品质值得大众了解，这是我的初心。2008年我在科学网开通博客，主要目的就是希望大家能了解我这个观点，并重视这个研究。如果有兴趣，可浏览我在科学网上的实名博客。

2）氢气相关健康产品符合规范

目前氢健康产品主要的形式是氢水，氢水是可以饮用的水，在韩国和日本归类为功能水，并不是药物。也有少量企业朝医疗方向努力，希望产品能得到医疗资质以便在相关机构推广应用。在推广氢健康产品的时候，遇到的最主要问题是不能进行效果宣传，比如说不能说氢水能治病。明明有效果，但不能宣传、不能说，这大概是许多氢健康产品面临的最尴尬问题了。还有一些人故意火上浇油，提出"一切保健品都是骗人的"这样的荒唐言论，其实营养保健品对人体的作用甚至疾病治疗作用是非常明确的，只是不能公开宣传。

氢气医学相关学术信息成为宣传这些氢健康相关产品的支持证据。虽然不能因为这些研究就证明某个具体产品一定能产生效果，但这毕竟是比较严谨的研究证据，会吸引大量的相关产业领域的读者阅读，这些产业读者为宣传自己的产品，一定会转发给目标顾客，这就形成了一个传播链条，阅读量的增加也会增加作者写作的积极性。

3) 宣传的目的不是为销售产品

客观上宣传氢气医学的主要目的是为了促进这个领域的产业发展。我们的原始目标是宣传氢气医学新概念，长期目标是氢健康产业顺利发展壮大，产业发展与研究领域的相互促进是客观存在的必然。我们希望氢气能真正造福人类，产业发展是实现这个目的的一个必需手段，当然学术不能被产业绑架，否则会变成单纯的宣传工具。因此学术界应该与产业保持一定距离，不应该直接参与具体产品的宣传和销售，科普知识宣传针对的是氢气医学的研究，也是与产业结合的最理想平台。在这个过程中，为了吸引读者，我们可能会选择一些有效果的个案进行介绍，这些个案非常受读者欢迎，能增加大家对氢气应用的信心，这也是我们推广氢气医学的动力之一。但这并不是我们最希望看到的，也不是我们宣传的主流，我们的主要目标仍然是氢气医学研究的宣传和推广。

4) 学术科普有助于规范氢气医学宣传

我们对氢气医学研究的宣传可以让普通民众对氢气应用方向有更客观的了解，也可以帮助企业开展更合理的产品推广话术，减少夸大宣传等问题。总结这些年氢气产品的实际运营情况，基本上我们的宣传可以达到这样的目的。我坚信，只有客观、真实的效果才能有生命力。氢气的生命力一定在于客观、真实、不夸大。

如果我们不去宣传，产业也一样会去宣传，甚至可能会夸大或错误宣传,有时候不是故意夸大,而是为了追求利润不懂得如何把握尺度,夸大宣传的结果可能一时产生效益,但长期一定会危害这个领域,这不是大家希望看到的,也不是公众愿意接受的。

10.2　从事氢产业需要什么样的心态?

氢气医学现在越来越受到学术和产业领域的重视,我本人已经有 10 多年氢气医学研究和科普推广的经历,这期间我遇到热衷于氢气医学传播、产业化推广和学术研究的各种人物,从事氢气医学产业的多数企业家都非常善良,一般都有亲身或身边亲朋好友使用氢气获得神奇改善的生动案例,那么到底为什么会出现这种情况? 对这种情况如何评价?

第一,应该鼓励和提倡这种心态,这符合全面建成小康社会的时代要求,也符合实现中华民族伟大复兴中国梦的基本要求,设想将来我中华民族更强大了,不仅是硬实力,也需要有足够的文化软实力,其中能亲和天下的关键就是建设人类命运共同体,这个未来共同体一定会宣传和提倡人类最美好的特征,与人为善应该是其中的内涵。

第二,氢气医学本身非常具有大爱特征,缺少善意的人也不太可能热衷于这个领域。氢气以其安全、简单、有效的特征成为医学领域的新事物。

我多次讲过,中国有糖尿病患者近亿人,患有糖尿病前期数亿人,在目前缺乏理想控制手段的情况下,氢气医学给了大家一种新的选择,且不影响和干扰生活方式,只要氢气能让其中一部分人获益,仅中国就有数亿人能获得身体改善。当然不仅是糖尿病,动脉硬化、高血压和癌症等衰老相关疾病,也可以获得潜在治疗效果,这样潜在的受益人可能就能达到数亿。未来全球获得潜在效果的人可能有数十亿。有如此巨大潜在价值的健康促进方法和疾病治疗措施目前尚存在认知度不够、研究深度不够的问题。

但是由于这种天然物质并没有太多的商业壁垒,并不会受到纯粹以商业利益为目标的投资人的过分青睐,因为以商业利益为核心的投资人有更好的投资选择,氢气医学并不是最理想的选择。但是这种天生对人无害的治疗方式一旦能被广泛接受和使用,带来的社会和人类价值之巨大,绝对不是简单的经济利益所能衡量的。将氢气医学的研究和推广作为终身事业是非常值得的,至少我是这么认为,也是这么认真实践的。氢气医学具有的巨大价值也是吸引许多有爱心的人投身这个领域的重要因素。

不过,只靠善良不能解决所有问题。作为现实社会的一员,并非不食人间烟火,应该先把自己和家人照顾好,然后才能全心照顾天下人。对学术界同行,建议先把手头科研项目完成好,利用学术影响力和认识深度给大众最可靠的科普教育,这不仅能让氢气医学保持持续发展,提供健康的社会认知环境,也能给产业提供最根本的学术证据支持。对产业界同道,我认为首先应该把生意做好,赚取合理商业利益是商业持续的基础,只有自己先成长壮大,才能长期致力于推广氢气医学技术,才能源源不断地开发新的高品质的氢气医学产品。只有把产业做强大,才能在足够长的时间内,给足够多的人提供氢气医学技术服务。

10.3　为普及氢健康而努力

氢气医学的长远目标是什么?作为一种可行性医学技术,最终目标一定是让足够多的人能真正用上,氢气医学的长远目标就应该是普及氢健康。

普及氢健康主要取决于氢气作用的广泛性和氢气的安全性。

一方面是氢气医学作用的广泛性,对人类大多数疾病都具有潜在作用,这是氢气具有应用广泛性的重要前提,人人可用是因为人人都有可能获得健康效益。氢气效应的广泛性是因为氢气作用的基础就是减少氧化和炎症损伤。因为氧化和炎症是人类90%以上疾病的核心基础,阻断氧化和炎症就可以克服许多疾病和损伤。当然不能因为氢气作用广泛就过度夸大氢气的作用,氢气并不具有治愈所有疾病的能力,对许多疾病有效果,也只是改善症状和缓解病情,并不具有治愈的作用。对于许多慢性病需要长期不断使用才能维持比较理想的效果。氧化和炎症虽然是大多数疾病的基础,但并不是唯一的病理基础,因此氢气的作用也只是解决一部分问题。

另一方面是氢气具有巨大的安全性,目前没有任何证据说明对老人、小孩、孕妇等特殊人群有无法耐受的不良效应。目前学术界公认的看法是,氢气是一种单纯惰性气体,就是除非因为吸入氢气太多,导致氧气浓度不足导致人窒息,氢气本身不会对人造成任何危害。当然之所以认为氢气是单纯惰性气体是基于过去认为氢气对人体没有生物学效应出发,现在大量研究发现氢气对许多重要疾病具有治疗作用,那么氢气是否也存在人类未知的副作用,这确实是不能简单断言的结论。我们目前只能说没有发现氢气存在毒性作用,但不能声称绝对没有副作用。但是无论如何,氢气的安全性确实非常大,这种安全性相对来说是超过氧气和空气的,对安全性如此大的氢气,普及氢健康就存在安全性基础。因为你不需要担心氢气会带来危害,只需要证明其效果就可以了。这不像许多治疗方法,除非是专业人员或医疗人员,普通人不能随便使用。例如抗生素属于处方药,就是只有医生有权开处方给患者使用,普通人不能也不应该擅自使用抗生素,主要就是因为抗生素滥用会带来个人和群体的危害。氢气就不需要这么严格的规定,因为不会带来这些不良后果。

所以把普及氢健康作为长期目标还有两个原因:一是氢气获得大多数人认可仍然需要长期的努力;二是氢气作为一种天然物质具有经济方便的特征。虽然经过 10 多年的努力,氢气医学受到越来越多人的认可和接受,但认可程度和认可范围都不那么理想,现在氢气产品的接受度仍然比较低,许多人也只是处于了解或知道的层面,并不知道氢气到底对哪些疾病和状况有作用,也不知道如何获得安全的氢气产品等,所以我们仍然需要继续长期宣传氢气医学。作为一种天然物质,氢气已经作为下一代绿色能源受到许多国家和我国政府的重视,这意味着氢气是一种几乎零成本的健康产品,所以认为将来能普及氢健康也是因为氢气的成本比较低,能被社会各层次的人使用。当然在目前的情况下,生产氢气健康产品并不是零成本,有的甚至比普通产品的成本更高,主要的原因也在于市场规模小,本质也是因为认可度不足。如果将来有数十亿人日常使用各种氢健康产品,那个时候氢气产品会接近免费,我们盼望那个普及氢健康的日子早日到来。

10.4 "没有氧气活不了,没有氢气活不好!"的含义

在 2016 年的一次电视采访中,记者问我:"我们都知道氧气对人很重要,现在你通过研究认为氢气也很重要,那么氢气和氧气到底哪个更重要?"我回答说:"氧气的重要性远远超过氢气,因为没有氧气我们根本活不了,没有氢气最多是活不好。"

后来许多人告诉我,这个说法很不错,能反映出氢气的生物学特点和地位,生动形象,也容易被人记住。于是就进一步精炼成为"没有氧气活不了,没有氢气活不好!"作为宣传氢气医学的一个口号或说法。今天我尝试对这句话的内涵进行更多的阐述,希望对大家有帮助。

1)氧气是生命不可缺少的物质

氧气为什么对生命重要,这是在生命进化过程中逐渐形成的地位,但许多人并不知道氧气为什么对生命那么重要。氧气对需要氧气的生物之所以重要,是因为氧气具有不可替代性,是因为氧气是需氧生物细胞内唯一的最终电子受体。所谓电子受体,就是氧化剂。

氧气分子接受能量物质代谢产生的 4 个电子,在细胞色素氧化酶催化下,与 4 个氢离子一起形成水,这个反应的最终产物是组成生命的水,产生电子的代谢过程会产生一定量的二氧化碳。细胞代谢产生的二氧化碳通过循环和呼吸释放到体外,氧气通过呼吸和循环运输到细胞。这样就完成了细胞最基本的能量代谢过程。代谢产物二氧化碳和水都能得到处理和安排。在这个典型的能量代谢过程中,氧气的供应是时刻不能中断的,因为只有氧气存在才能让有氧代谢持续进行,而且非氧气莫属。

2)氧气也有毒

氧化代谢会产生有毒代谢产物,物质氧化代谢是细胞维持正常功能的基础,这个过程可以为细胞源源不断提供能量和原料,但这些过程中也不断产生对细胞自身具有危害作用的副产物。当然许多所谓的副产物本身也具

有生物学作用,为了保持让这些物质发挥作用的同时减少对细胞的危害,细胞进化出能保持这些物质处于一定水平的能力,从整体上,身体也会通过淘汰一些老化细胞实现整体功能的稳定。尽管如此,我们也难以逃避意外损伤、疾病和持续老化的发生,在这些过程中,来自能量代谢过程产生的有毒物质,尤其是各种活性氧会产生毒性作用。这些活性氧当中,有一些可以产生生理作用,也有一些活性氧毒性非常强大,可以造成细胞和组织的氧化损伤。

3) 氧化还原平衡是细胞和机体健康的基础

维持氧化还原平衡是细胞最重要的工作,细胞物质能量代谢是最主要的氧化还原反应,因此细胞内氧化还原平衡必然是细胞内稳态的重要方面。细胞维持氧化还原平衡的具体表现是,一方面不断产生活性氧,另一方面通过食物来源或自身合成多种多样抗氧化物质,例如多种维生素和抗氧化蛋白分子如谷胱甘肽等,也能产生许多调节氧化还原反应的氧化还原催化酶,如过氧化氢酶等。这些物质和酶也受到细胞氧化还原状态的精细调控,一旦细胞发生氧化应激,细胞立刻动员各种抗氧化基因的表达,加强细胞抗氧化防护能力,使细胞内氧化还原恢复到平衡状态。虽然细胞能精细调整细胞氧化还原平衡,但并不能避免在疾病和寿命影响下的氧化损伤后果。

4) 氢气可以协助细胞维持氧化还原平衡

氢气的选择性抗氧化具有独特性,能帮助细胞减少氧化带来的毒性副产物,协助细胞维持氧化还原平衡。

根据研究推测,氢气是地球原始大气的重要组成成分,也是参与地球生命诞生的重要物质之一。在目前存在的一些极端环境下,例如海洋深处的海底热泉,那里的生物圈利用氢气作为能源基础,就好像地面上的植物利用太阳光进行光合作用一样。在土壤和我们普通人的大肠内,有多种细菌可以产生氢气,也有一些细菌例如甲烷菌和幽门螺旋杆菌能利用氢气作为食物和能量物质。这种在生命起源和低等生物的能量和物质代谢中发挥核心作用的物质,在高等生命包括人类体中继续发挥重要作用,也是理所当然的。

现在我们有大量动物实验和人体试验结果证明氢气对许多疾病状态具有很理想的预防和治疗效果,也从证据上说明氢气确实能在高等生命过程中发挥作用。因为关于氢气医学的生物学作用研究仍然处于进展过程,我们很难准确判断氢气的作用到底有多大,我是根据当前研究的整体考虑,认为氢气能给我们人类的健康带来重要影响。更重要的是,氢气这种结构简单的气体,对人体没有任何毒性作用。

总之,氧化损伤是需氧生物的宿命。作为细胞自身氧化还原平衡的一种有效补充,对恢复细胞功能状态,减少衰老和疾病带来的氧化损伤后果,氢气可以发挥选择性抗氧化的独特优势。

因此,我敢大声说:"没有氧气活不了,没有氢气活不好!"

10.5 不要透支氢气医学

从 2007 年到现在,经过许多学者和企业的努力,氢气医学已经在学术研究和产业方面取得了不错的成绩。但是新生事物往往脆弱,特别需要大家小心呵护,我们仍然需要正确客观看待,尤其不可夸大宣传氢气医学的临床效应,否则只能欲速则不达,危害整个氢气医学领域。

无论是学术,还是产业,都不应过度透支氢气医学。目前的研究只证明氢气具有潜在应用价值,证明氢气作为临床治疗手段是这一领域的目标。氢气的动物和细胞学研究证明其有效不等于氢气对人类疾病一样有效果,这类研究只能说可能对人类疾病也有效,初步人体临床研究也不能作为药物的标准,只能说初步临床研究证明对某种疾病可能有治疗效果,但仍需要更多研究确定。在宣传氢气医学和氢健康产品时,必须强调可能有效。可以强调氢气的生物安全性,但也不能说绝对安全。

1) 氢气的有效性仍然需要进一步确认

虽然有大量动物实验和初步临床研究证明氢气对某些疾病,例如糖尿病、类风湿关节炎、运动后疲劳等可能有预防治疗效果,但是这些结论并不是非常明确。一是研究规模都比较小,难以形成可靠性结论,另一个非常重要的因素是,并不是对全部患者都有效,只对其中一部分患者产生了作用。有人为了尽快形成影响,过分夸大氢气的效应,利用个案作为结论的依据,这是非常要不得的做法,这种提前透支氢气医学效应的行为只会危害这个领域的健康有序发展,希望能立刻停止这样的做法。

2) 如何看待个案

临床个案绝对不是没有任何价值,有时候甚至成为经典,但是不能立刻做出结论。只有在非常罕见的情况下,个案会成为意外发现的重要线索。

假如发现某个患者喝氢水或吸氢气后,糖尿病的一些指标好转了,这确实是非常让人高兴的结果,因为能治愈糖尿病的手段实在比较少见。这种情况可以报道,但不能认为氢气可以治愈糖尿病。要知道,有许多人单靠改善生活方式,如控制饮食和多运动就可以有效控制糖尿病。但大多数人并不能实现治愈糖尿病的目的,所以仍然需要采取药物控制的方法。目前氢气对糖尿病治疗的证据并不是非常充分,只发现对改善早期糖尿病的部分指标有一定意义,这与治愈糖尿病完全不是一个概念。

3) 氢气医学仍需要进一步获得广泛认可

之所以这样说,是因为氢气医学虽然取得了一定成绩,也受到广泛关注,但目前并没有被普遍接受和认可,许多人仍然对氢气医学心存怀疑,甚至有少数人说氢气医学是伪科学。虽然反对氢气医学的说法并不是主流观点,但说明我们面临的困难和问题十分艰巨。这要求我们在宣传和介绍氢气医学,尤其是介绍氢气医学对某些疾病的治疗方面时,一定要客观、真实、不夸大。

有这么多人支持和热衷于氢气医学确实让人高兴和欣慰,但是爱护氢气医学首先要尊重客观事实,不可以凭感情,也不能把细胞学研究和动物实验结果简单推论为对人体有效,应该按照规范踏实地推进,过于冒进只会危害氢气医学。

总之,氢气医学虽好,但切不要透支。

10.6 氢气医学应朝一级
预防方向迈进

一级预防又称病因预防或初级预防,主要是针对致病因子(或危险因子)采取的措施也是预防疾病的发生和消灭疾病的根本措施。二级预防又称"三早"预防,即早发现、早诊断、早治疗,它是发病期所进行的阻止病程进展、防止蔓延或减缓发展的主要措施。三级预防主要为对症治疗。

一级预防是对病因的治疗,是真正意义上的预防疾病发生,也真正具有社会经济价值。但是成为一级预防必须经过大量长期的临床研究确定,并不是仅仅根据一些相关研究证据,例如我们已经发现氢气具有抗炎症作用,但不等于这种作用可作为长期连续控制慢性炎症的理想工具,这需要长期临床研究数据的积累。阿司匹林已经有过百年的应用历史,到今天仍然需要不断修改用药原则。不过传统药物的明显副作用,例如阿司匹林可导致出血性疾病风险,给氢气的应用提供了很大可能,因为氢气不存在这种风险,可以长期持续使用,只要能明确效果,就很容易被临床认可接受。尽管如此,氢气能作为慢性疾病的一级预防手段还需要漫漫长征。不过只要方向正确,无论时间长短,最终总会实现的。从目前研究获得的线索考虑,如氢水对优化血脂已经有人体研究证据,氢气也可预防某些癌症的发生和治疗某些癌前病变,最具有潜力的方向是预防癌症、糖尿病和心脑血管疾病。

钟南山院士就氢气医学接受采访时也曾经说:"氢气治疗属于对因治疗,就是从疾病发生原因和早期开展的治疗。"对因治疗与一级预防的含义非常接近,也与中医治未病的概念接近。也可以说,氢气未来发展重在疾病预防和治未病。

一级预防是从病因角度预防疾病的发生,阿司匹林预防中风和心肌梗死是根据大量研究证据说明预防这些疾病有价值,预防癌症发生也是根据同样道理。理论上这两类疾病的发生都属于慢性炎症,每天服用小剂量阿司匹林能减少炎症发生,预防动脉硬化和癌症发生。许多学者认为,他汀类药物发挥预防作用,也可能与控制炎症反应有关。

最近美国预防服务工作组在 Ann Intern Med 上正式发布了阿司匹林一级预防指南,这份指南也是对 2009 版和 2007 版 USPSTF 发布的相关指南的更新。

指南推荐,50～69 岁人群如果 10 年心血管风险不小于 10% 且无出血风险,应考虑服用小剂量阿司匹林(100 毫克/天)预防心血管病或结直肠癌。

指南撰写者指出："服用阿司匹林进行一级预防的人,预期寿命应不小于 10 年且愿意服用小剂量阿司匹林 10 年以上。"

值得注意的是,虽然每天服用阿司匹林有助于预防心脏病、脑卒中和大肠癌,但是同时也会增加胃肠道出血以及出血性脑卒中的风险,因此是否服用小剂量阿司匹林还须先咨询医生再决定。

建模报告显示,在 40～69 岁时开始终身服用阿司匹林获益最大。而且,在 40～59 岁启动阿司匹林一级预防,或者 60～69 岁已伴有增高的心血管风险者进行阿司匹林一级预防,均可能延长预期寿命。50 岁以下人群即开始应用阿司匹林进行一级预防的证据还不够充分。

参 考 文 献

［1］金玲,余少卿,张熙,等.富氢盐水鼻腔灌洗中重度持续性变应性鼻炎的临床研究［J］.临床耳鼻咽喉头颈外科杂志,2018,32(7)：493－496.

［2］里格登.氢的传奇——人类的伟大发现［M］.北京：外语教学与研究出版社,2008.

［3］林秀光.生命之水——富氢水排毒［M］.北京：人民军医出版社,2009.

［4］刘俊峰,陈侃松,王爱敏,等.氢气传感器的研究进展［J］.传感器与微系统,2009,28(8)：8－11.

［5］斯蒂芬·霍金.时间简史：从大爆炸到黑洞［M］.湖南：湖南科学技术出版社,2007.

［6］孙学军.氢分子生物学［M］.上海：第二军医大学出版社,2013.

［7］陶恒沂,孙学军.潜水医学［M］.上海：上海科学技术出版社,2010.

［8］张兴磊,花榕,陈双喜,等.低浓度氢气检测方法研究进展［J］.分析仪器,2009(5)：6－12.

［9］Abraini J H, Gardette-Chauffour M C, Martinez E, et al. Psychophysiological reactions in humans during an open sea dive to 500 m with a hydrogen-helium-oxygen mixture［J］. J Appl Physiol (1985), 1994, 76(3)：1113－1118.

［10］Afanas'ev IB. Signaling functions of free radicals superoxide & nitric oxide under physiological & pathological conditions［J］. Mol Biotechnol, 2007, 37(1)：2－4.

［11］Akagi J. Immunological effect of hydrogen gas-hydrogen gas improves clinical outcomes of cancer patients［J］. Gan To Kagaku Ryoho, 2018, 45 (10)：1475－1478.

［12］Albanes D, Heinonen O P, Taylor P R, et al. Alpha-Tocopherol and beta-carotene supplements and lung cancer incidence in the alpha-tocopherol, beta-carotene cancer prevention study：effects of base-line characteristics and study compliance［J］. J Natl Cancer Inst, 1996, 88(21)：1560－1570.

［13］Alheshibri M, Qian J, Jehannin M, et al. A history of nanobubbles［J］. Langmuir, 2016, 32(43)：11086－11100.

［14］Alpha-Tocopherol, Beta Carotene Cancer Prevention Study Group. The effect of vitamin E and beta carotene on the incidence of lung cancer and other cancers in male smokers［J］. N Engl J Med, 1994, 330(15)：1029－1035.

[15] Aoki Y. Increased concentrations of breath hydrogen gas in Japanese centenarians [J]. Anti-Aging Medicine, 2013, 10(5): 101 - 105.

[16] Arain M A, Abdul Q A. Systematic review on "vitamin E and prevention of colorectal cancer"[J]. Pak J Pharm Sci, 2010, 23(2): 125 - 130.

[17] Asanuma H, Kitakaze M. Translational study of hydrogen gas inhalation as adjuncts to reperfusion therapy for acute myocardial infarction[J]. Circ J, 2017, 81(7): 936 - 937.

[18] Bjelakovic G, Nikolova D, Simonetti R G, et al. Antioxidant supplements for prevention of gastrointestinal cancers: a systematic review and meta-analysis[J]. Lancet, 2004, 364(9441): 1219 - 1228.

[19] Bobe G, Weinstein S J, Albanes D, et al. Flavonoid intake and risk of pancreatic cancer in male smokers (Finland)[J]. Cancer Epidemiol Biomarkers Prev, 2008, 17(3): 553 - 562.

[20] Botti H, Batthyány C, Trostchansky A, et al. Peroxynitrite-mediated alpha-tocopherol oxidation in low-density lipoprotein: a mechanistic approach[J]. Free Radic Biol Med, 2004, 36(2): 152 - 162.

[21] Boveris A, Navarro A. Systemic and mitochondrial adaptive responses to moderate exercise in rodents[J]. Free Radic Biol Med, 2008, 44(2): 224 - 229.

[22] Buchholz B M, Kaczorowski D J, Sugimoto R, et al. Hydrogen inhalation ameliorates oxidative stress in transplantation induced intestinal graft injury[J]. Am J Transplant, 2008, 8(10): 2015 - 2024.

[23] Buxton G V, Greenstock C L, Helman W P, et al. Critical review of rate constants for reactions of hydrated electrons, hydrogen atoms and hydroxyl radicals in aqueous solution[J]. J Phys Chem, 1988, 17: 513 - 886.

[24] Cai J, Kang Z, Liu K, et al. Neuroprotective effects of hydrogen saline in neonatal hypoxia-ischemia rat model[J]. Brain Res, 2009, 1256: 129 - 137.

[25] Cai J, Kang Z, Liu W W, et al. Hydrogen therapy reduces apoptosis in neonatal hypoxia-ischemia rat model[J]. Neurosci Lett, 2008, 441(2): 167 - 172.

[26] Carbonero F, Benefiel A C, Gaskins H R. Contributions of the microbial hydrogen economy to colonic homeostasis[J]. Nat Rev Gastroenterol Hepatol, 2012, 9(9): 504 - 518.

[27] Chan P H. Role of oxidants in ischemic brain damage[J]. Stroke, 1996, 27(6): 1124 - 1129.

[28] Chen C, Chen Q, Mao Y, et al. Hydrogen-rich saline protects against spinal cord injury in rats[J]. Neurochem Res, 2010, 35(7): 1111 - 1118.

[29] Chen H, Sun Y P, Hu P F, et al. The effects of hydrogen-rich saline on the contractile and structural changes of intestine induced by ischemia-reperfusion in rats[J]. J Surg Res, 2011, 167(2): 316 - 322.

[30] Chen H, Sun Y P, Li Y, et al. Hydrogen-rich saline ameliorates the severity of l-arginine-induced acute pancreatitis in rats[J]. Biochem Biophys Res Commun, 2010, 393(2): 308 - 313.

[31] Cheung M C, Zhao X Q, Chait A, et al. Antioxidant supplements block the response of HDL to simvastatin-niacin therapy in patients with coronary artery disease and low HDL[J]. Arterioscler Thromb Vasc Biol, 2001, 21(8): 1320 - 1326.

[32] Childs A, Jacobs C, Kaminski T, et al. Supplementation with vitamin C and N-acetyl-cysteine increases oxidative stress in humans after an acute muscle injury induced by eccentric exercise[J]. Free Radic Biol Med, 2001, 31(6): 745 - 753.

[33] Davies M J, Fu S, Dean R T. Protein hydroperoxides can give rise to reactive free radicals[J]. Biochem J, 1995, 305 (Pt 2): 643 - 649.

[34] Dole M, Wilson F R, Fife W P. Hyperbaric hydrogen therapy: a possible treatment for cancer[J]. Science, 1975, 190(4210): 152 - 154.

[35] Dröge W. Free radicals in the physiological control of cell function[J]. Physiol Rev, 2002, 82(1): 47 - 95.

[36] Fontanari P, Badier M, Guillot C, et al. Changes in maximal performance of inspiratory and skeletal muscles during and after the 7.1 - MPa Hydra 10 record human dive[J]. Eur J Appl Physiol, 2000, 81(4): 325 - 328.

[37] Franceschelli S, DMP G, Pesce M, et al. Modulation of the oxidative plasmatic state in gastroesophageal reflux disease with the addition of rich water molecular hydrogen: a new biological vision[J]. J Cell Mol Med, 2018, 22(5): 2750 - 2759.

[38] Fu Y, Ito M, Fujita Y, et al. Molecular hydrogen is protective against 6-hydroxydopamine-induced nigrostriatal degeneration in a rat model of Parkinson's disease[J]. Neurosci Lett, 2009, 453(2): 81 - 85.

[39] Fukuda K, Asoh S, Ishikawa M, et al. Inhalation of hydrogen gas suppresses hepatic injury caused by ischemia/reperfusion through reducing oxidative stress[J]. Biochem Biophys Res Commun, 2007, 361(3): 670 - 674.

[40] George L, Lokhandwala M F, Asghar M. Exercise activates redox-sensitive transcription factors and restores renal D1 receptor function in old rats[J]. Am J Physiol Renal Physiol, 2009, 297(5): F1174 - 1180.

[41] Gharib B, Hanna S, Abdallahi O M, et al. Anti-inflammatory properties of molecular hydrogen: investigation on parasite-induced liver inflammation[J]. C R Acad Sci III, 2001, 324(8): 719 - 724.

[42] GISSI-Prevenzione Investigators. Dietary supplementation with n - 3 polyunsaturated fatty acids and vitamin E after myocardial infarction: results of the GISSI-Prevenzione trial[J]. Lancet, 1999, 354(9177): 447 - 455.

[43] Gomez-Cabrera M C, Domenech E, Viña J. Moderate exercise is an antioxidant: upregulation of antioxidant genes by training[J]. Free Radic Biol Med, 2008,

44(2): 126-131.

[44] Gutierrez J, Ballinger S W, Darley-Usmar V M, et al. Free radicals, mitochondria, and oxidized lipids: the emerging role in signal transduction in vascular cells[J]. Circ Res, 2006, 99(9): 924-932.

[45] Gutteridge J M, Halliwell B. Antioxidants: molecules, medicines, and myths[J]. Biochem Biophys Res Commun, 2010, 393(4): 561-564.

[46] Halliwell B, Gutteridge JM. The definition and measurement of antioxidants in biological systems[J]. Free Radic Biol Med, 1995, 18(1): 125-126.

[47] Halliwell B. The wanderings of a free radical[J]. Free Radic Biol Med, 2009, 46(5): 531-542.

[48] Hasnain B I, Mooradian A D. Recent trials of antioxidant therapy: what should we be telling our patients? [J]. Cleve Clin J Med, 2004, 71(4): 327-334.

[49] Hayashida K, Sano M, Ohsawa I, et al. Inhalation of hydrogen gas reduces infarct size in the rat model of myocardial ischemia-reperfusion injury[J]. Biochem Biophys Res Commun, 2008, 373(1): 30-35.

[50] Heart Protection Study Collaborative Group. MRC/BHF Heart Protection Study of antioxidant vitamin supplementation in 20, 536 high-risk individuals: a randomised placebo-controlled trial[J]. Lancet, 2002, 360(9326): 23-33.

[51] Henry M, Chambron J. Physico-chemical, biological and therapeutic characteristics of electrolyzed reduced alkaline water (ERAW)[J]. Water, 2013, 5: 2094-2115.

[52] Huang G, Zhou J, Zhan W, et al. The neuroprotective effects of intraperitoneal injection of hydrogen in rabbits with cardiac arrest[J]. Resuscitation, 2013, 84(5): 690-695.

[53] Hyspler R, Ticha A, Schierbeek H, et al. The evaluation and quantitation of dihydrogen metabolism using deuterium isotope in rats[J]. PLoS One, 2015, 10(6): e0130687.

[54] Ichihara M, Sobue S, Ito M, et al. Beneficial biological effects and the underlying mechanisms of molecular hydrogen — comprehensive review of 321 original articles [J]. Med Gas Res, 2015, 5: 12.

[55] Ignacio R M, Yoon Y S, Sajo E J, et al. The balneotherapy effect of hydrogen reduced water on UVB-mediated skin injury in hairless mice[J]. Mol Cell Toxicol, 2013, 9: 15-21.

[56] Imbert G, Colton J S, Long W, et al. A system for saturating in vitro preparations with high pressure O_2, He, H_2, and mixtures[J]. Undersea Biomed Res, 1992, 19(1): 49-53.

[57] Ito M, Hirayama M, Yamai K, et al. Drinking hydrogen water and intermittent hydrogen gas exposure, but not lactulose or continuous hydrogen gas exposure, prevent 6-hydorxydopamine-induced Parkinson's disease in rats[J]. Med Gas Res,

2012, 2(1): 15.

[58] Itoh T, Fujita Y, Ito M, et al. Molecular hydrogen suppresses FcepsilonRI-mediated signal transduction and prevents degranulation of mast cells[J]. Biochem Biophys Res Commun, 2009, 389(4): 651 – 656.

[59] Ji L L. Modulation of skeletal muscle antioxidant defense by exercise: Role of redox signaling[J]. Free Radic Biol Med, 2008, 44(2): 142 – 152.

[60] Jovanovic S V, Simic M G. Antioxidants in nutrition[J]. Ann N Y Acad Sci, 2000, 899: 326 – 334.

[61] Kajiya M, Sato K, Silva M J, et al. Hydrogen from intestinal bacteria is protective for Concanavalin A-induced hepatitis[J]. Biochem Biophys Res Commun, 2009, 386(2): 316 – 321.

[62] Kajiyama S, Hasegawa G, Asano M, et al. Supplementation of hydrogen-rich water improves lipid and glucose metabolism in patients with type 2 diabetes or impaired glucose tolerance[J]. Nutr Res, 2008, 28(3): 137 – 143.

[63] Kamimura N, Nishimaki K, Ohsawa I, et al. Molecular hydrogen improves obesity and diabetes by inducing hepatic FGF21 and stimulating energy metabolism in db/db mice[J]. Obesity (Silver Spring), 2011, 19(7): 1396 – 1403.

[64] Kawai D, Takaki A, Nakatsuka A, et al. Hydrogen-rich water prevents progression of nonalcoholic steatohepatitis and accompanying hepatocarcinogenesis in mice[J]. Hepatology, 2012, 56(3): 912 – 921.

[65] Kayar S R, Axley M J, Homer L D, et al. Hydrogen gas is not oxidized by mammalian tissues under hyperbaric conditions[J]. Undersea Hyperb Med, 1994, 21(3): 265 – 275.

[66] Khdhiri M, Piché-Choquette S, Tremblay J, et al. The tale of a neglected energy source: elevated hydrogen exposure affects both microbial diversity and function in soil[J]. Appl Environ Microbiol, 2017, 83(11): e00275 – 17.

[67] Kim Y I. Does a high folate intake increase the risk of breast cancer? [J]. Nutr Rev, 2006, 64(10 Pt 1): 468 – 475.

[68] Leonarduzzi G, Gamba P, Gargiulo S, et al. Inflammation-related gene expression by lipid oxidation-derived products in the progression of atherosclerosis[J]. Free Radic Biol Med, 2012, 52(1): 19 – 34.

[69] Li J, Wang C, Zhang JH, et al. Hydrogen-rich saline improves memory function in a rat model of amyloid-beta-induced Alzheimer's disease by reduction of oxidative stress[J]. Brain Res, 2010, 1328: 152 – 161.

[70] Lima-Cabello E, Cuevas M J, Garatachea N, et al. Eccentric exercise induces nitric oxide synthase expression through nuclear factor-kappaB modulation in rat skeletal muscle[J]. J Appl Physiol (1985), 2010, 108(3): 575 – 583.

[71] Liu C, Russell R M, Wang X D. Alpha-tocopherol and ascorbic acid decrease the

production of beta-apo-carotenals and increase the formation of retinoids from beta-carotene in the lung tissues of cigarette smoke-exposed ferrets in vitro[J]. J Nutr, 2004, 134(2): 426 – 430.

[72] Liu S, Liu M, Peterson S, et al. Hydroxyl radical formation is greater in striatal core than in penumbra in a rat model of ischemic stroke[J]. J Neurosci Res, 2003, 71(6): 882 – 888.

[73] Losonczy K G, Harris T B, Havlik R J. Vitamin E and vitamin C supplement use and risk of all-cause and coronary heart disease mortality in older persons: the established populations for epidemiologic studies of the elderly[J]. Am J Clin Nutr, 1996, 64(2): 190 – 196.

[74] Mao Y F, Zheng X F, Cai J M, et al. Hydrogen-rich saline reduces lung injury induced by intestinal ischemia/reperfusion in rats [J]. Biochem Biophys Res Commun, 2009, 381(4): 602 – 605.

[75] Maurya D K, Devasagayam T P. Antioxidant and prooxidant nature of hydroxycinnamic acid derivatives ferulic and caffeic acids[J]. Food Chem Toxicol, 2010, 48(12): 3369 – 3373.

[76] McCord J M, Keele B B, Fridovich I. An enzyme-based theory of obligate anaerobiosis: the physiological function of superoxide dismutase[J]. Proc Natl Acad Sci U S A, 1971, 68(5): 1024 – 1027.

[77] Moini H, Packer L, Saris N E. Antioxidant and prooxidant activities of alpha-lipoic acid and dihydrolipoic acid[J]. Toxicol Appl Pharmacol, 2002, 182(1): 84 – 90.

[78] Mursu J, Robien K, Harnack L J, et al. Dietary supplements and mortality rate in older women: the Iowa Women's Health Study [J]. Arch Intern Med, 2011, 171(18): 1625 – 1633.

[79] Myung S K, Ju W, Kim S C, et al. Vitamin or antioxidant intake (or serum level) and risk of cervical neoplasm: a meta-analysis [J]. BJOG, 2011, 118(11): 1285 – 1291.

[80] Myung S K, Kim Y, Ju W, et al. Effects of antioxidant supplements on cancer prevention: meta-analysis of randomized controlled trials[J]. Ann Oncol, 2010, 21(1): 166 – 179.

[81] Nagata K, Nakashima-Kamimura N, Mikami T, et al. Consumption of molecular hydrogen prevents the stress-induced impairments in hippocampus-dependent learning tasks during chronic physical restraint in mice[J]. Neuropsychopharmacology, 2009, 34(2): 501 – 508.

[82] Nakashima-Kamimura N, Mori T, Ohsawa I, et al. Molecular hydrogen alleviates nephrotoxicity induced by an anti-cancer drug cisplatin without compromising anti-tumor activity in mice[J]. Cancer Chemother Pharmacol, 2009, 64(4): 753 – 761.

[83] Nakayama M, Kabayama S, Ito S. The hydrogen molecule as antioxidant therapy:

clinical application in hemodialysis and perspectives [J]. Renal Replacement Therapy, 2016, 2(1): 23.

[84] Nanetti L, Taffi R, Vignini A, et al. Reactive oxygen species plasmatic levels in ischemic stroke[J]. Mol Cell Biochem, 2007, 303(1 - 2): 19 - 25.

[85] Narwaley M, Michail K, Arvadia P, et al. Drug-induced protein free radical formation is attenuated by unsaturated fatty acids by scavenging drug-derived phenyl radical metabolites[J]. Chem Res Toxicol, 2011, 24(7): 1031 - 1039.

[86] Nishimaki K, Asada T, Ohsawa I, et al. Effects of molecular hydrogen assessed by an animal model and a randomized clinical study on mild cognitive impairment[J]. Curr Alzheimer Res, 2018, 15(5): 482 - 492.

[87] Nishimura N, Tanabe H, Sasaki Y, et al. Pectin and high-amylose maize starch increase caecal hydrogen production and relieve hepatic ischaemia-reperfusion injury in rats[J]. Br J Nutr, 2012, 107(4): 485 - 492.

[88] Oharazawa H, Igarashi T, Yokota T, et al. Protection of the retina by rapid diffusion of hydrogen: administration of hydrogen-loaded eye drops in retinal ischemia-reperfusion injury[J]. Invest Ophthalmol Vis Sci, 2010, 51(1): 487 - 492.

[89] Ohsawa I, Ishikawa M, Takahashi K, et al. Hydrogen acts as a therapeutic antioxidant by selectively reducing cytotoxic oxygen radicals[J]. Nat Med, 2007, 13(6): 688 - 694.

[90] Ohsawa I, Nishimaki K, Yamagata K, et al. Consumption of hydrogen water prevents atherosclerosis in apolipoprotein E knockout mice[J]. Biochem Biophys Res Commun, 2008, 377(4): 1195 - 1198.

[91] Olson J W, Maier R J. Molecular hydrogen as an energy source for Helicobacter pylori[J]. Science, 2002, 298(5599): 1788 - 1790.

[92] Omenn G S, Goodman G E, Thornquist M D, et al. Risk factors for lung cancer and for intervention effects in CARET, the Beta-Carotene and Retinol Efficacy Trial [J]. J Natl Cancer Inst, 1996, 88(21): 1550 - 1559.

[93] Ono H, Nishijima Y, Adachi N, et al. A basic study on molecular hydrogen (H_2) inhalation in acute cerebral ischemia patients for safety check with physiological parameters and measurement of blood H_2 level[J]. Med Gas Res, 2012, 2(1): 21.

[94] Ono H, Nishijima Y, Ohta S, et al. Hydrogen gas inhalation treatment in acute cerebral infarction: a randomized controlled clinical study on safety and neuroprotection[J]. J Stroke Cerebrovasc Dis, 2017, 26(11): 2587 - 2594.

[95] Pechanova O, Simko F. Chronic antioxidant therapy fails to ameliorate hypertension: potential mechanisms behind[J]. J Hypertens Suppl, 2009, 27(6): S32 - 36.

[96] Penders J, Kissner R, Koppenol W H. ONOOH does not react with H_2: potential beneficial effects of H_2 as an antioxidant by selective reaction with hydroxyl radicals and peroxynitrite[J]. Free Radic Biol Med, 2014, 75: 191 - 194.

［97］ Peternelj T T, Coombes J S. Antioxidant supplementation during exercise training: beneficial or detrimental? [J]. Sports Med, 2011, 41(12): 1043 - 1069.

［98］ Polyakov N E, Leshina T V, Konovalova T A, et al. Carotenoids as scavengers of free radicals in a Fenton reaction: antioxidants or pro-oxidants? [J]. Free Radic Biol Med, 2001, 31(3): 398 - 404.

［99］ Rahmanto A S, Morgan P E, Hawkins C L, et al. Cellular effects of peptide and protein hydroperoxides[J]. Free Radic Biol Med, 2010, 48(8): 1071 - 1078.

［100］ Ristow M, Schmeisser S. Extending life span by increasing oxidative stress[J]. Free Radic Biol Med, 2011, 51(2): 327 - 336.

［101］ Ristow M, Zarse K, Oberbach A, et al. Antioxidants prevent health-promoting effects of physical exercise in humans[J]. Proc Natl Acad Sci USA, 2009, 106(21): 8665 - 8670.

［102］ Rytter E, Vessby B, Asgård R, et al. Supplementation with a combination of antioxidants does not affect glycaemic control, oxidative stress or inflammation in type 2 diabetes subjects[J]. Free Radic Res, 2010, 44(12): 1445 - 1453.

［103］ Sato Y, Kajiyama S, Amano A, et al. Hydrogen-rich pure water prevents superoxide formation in brain slices of vitamin C-depleted SMP30/GNL knockout mice[J]. Biochem Biophys Res Commun, 2008, 375(3): 346 - 350.

［104］ Seo T, Kurokawa R, Sato B. A convenient method for determining the concentration of hydrogen in water: use of methylene blue with colloidal platinum [J]. Med Gas Res, 2012, 2: 1.

［105］ Shi L, Zheng C, Shen Y, et al. Optical imaging of metabolic dynamics in animals [J]. Nat Commun, 2018, 9(1): 2995.

［106］ Simrén M, Stotzer P O. Use and abuse of hydrogen breath tests[J]. Gut, 2006, 55(3): 297 - 303.

［107］ Singhal A B, Lo E H. Advances in emerging nondrug therapies for acute stroke 2007[J]. Stroke, 2008, 39(2): 289 - 291.

［108］ Song B, Zhou Y, Schönherr H. Optimized model surfaces for advanced atomic force microscopy studies of surface nanobubbles[J]. Langmuir, 2016, 32(43): 11179 - 11187.

［109］ Song G, Li M, Sang H, et al. Hydrogen-rich water decreases serum LDL-cholesterol levels and improves HDL function in patients with potential metabolic syndrome[J]. J Lipid Res, 2013, 54(7): 1884 - 1893.

［110］ Song G, Lin Q, Zhao H, et al. Hydrogen activates ATP-binding cassette transporter A1-dependent efflux ex vivo and improves high-density lipoprotein function in patients with hypercholesterolemia: a double-blinded, randomized, and placebo-controlled trial[J]. J Clin Endocrinol Metab, 2015, 100(7): 2724 - 2733.

［111］ Stampfer M J, Hennekens C H, Manson J E, et al. Vitamin E consumption and the risk of coronary disease in women[J]. N Engl J Med, 1993, 328(20): 1444 – 1449.

[112] Stolzenberg-Solomon R Z, Sheffler-Collins S, Weinstein S, et al. Vitamin E intake, alpha-tocopherol status, and pancreatic cancer in a cohort of male smokers [J]. Am J Clin Nutr, 2009, 89(2): 584 – 591.

[113] Suksomboon N, Poolsup N, Sinprasert S. Effects of vitamin E supplementation on glycaemic control in type 2 diabetes: systematic review of randomized controlled trials[J]. J Clin Pharm Ther, 2011, 36(1): 53 – 63.

[114] Sun Q, Cai J, Zhou J, et al. Hydrogen-rich saline reduces delayed neurologic sequelae in experimental carbon monoxide toxicity[J]. Crit Care Med, 2011, 39(4): 765 – 769.

[115] Sun Q, Kang Z, Cai J, et al. Hydrogen-rich saline protects myocardium against ischemia/reperfusion injury in rats[J]. Exp Biol Med (Maywood), 2009, 234 (10): 1212 – 1219.

[116] Sun X J, Zhang J H. Hydrogen-an endogenous antioxidant in the body[J]. Academic Journal of Second Military Medical University, 2008, 29: 233 – 235.

[117] Suzuki A, Ito M, Hamaguchi T, et al. Quantification of hydrogen production by intestinal bacteria that are specifically dysregulated in Parkinson's disease[J]. PLoS One, 2018, 13(12): e0208313.

[118] Suzuki Y, Sano M, Hayashida K, et al. Are the effects of alpha-glucosidase inhibitors on cardiovascular events related to elevated levels of hydrogen gas in the gastrointestinal tract? [J]. FEBS Lett, 2009, 583(13): 2157 – 2159.

[119] Syu G D, Chen H I, Jen C J. Severe exercise and exercise training exert opposite effects on human neutrophil apoptosis via altering the redox status[J]. PLoS One, 2011, 6(9): e24385.

[120] Tamura T, Hayashida K, Sano M, et al. Feasibility and safety of hydrogen gas inhalation for post-cardiac arrest syndrome-first-in-human pilot study[J]. Circ J, 2016, 80(8): 1870 – 1873.

[121] Temesgen T, Bui TT, Han M, et al. Micro and nanobubble technologies as a new horizon for water-treatment techniques: a review[J]. Adv Colloid Interface Sci, 2017, 246: 40 – 51.

[122] Todd S, Woodward M, Tunstall-Pedoe H, et al. Dietary antioxidant vitamins and fiber in the etiology of cardiovascular disease and all-causes mortality: results from the Scottish Heart Health Study[J]. Am J Epidemiol, 1999, 150(10): 1073 – 1080.

[123] Valko M, Leibfritz D, Moncol J, et al. Free radicals and antioxidants in normal physiological functions and human disease[J]. Int J Biochem Cell Biol, 2007, 39(1): 44 – 84.

[124] Veal E A, Day A M, Morgan B A. Hydrogen peroxide sensing and signaling[J]. Mol Cell, 2007, 26(1): 1 - 14.

[125] Ward N C, Hodgson J M, Croft K D, et al. The combination of vitamin C and grape-seed polyphenols increases blood pressure: a randomized, double-blind, placebo-controlled trial[J]. J Hypertens, 2005, 23(2): 427 - 434.

[126] Wood K C, Gladwin M T. The hydrogen highway to reperfusion therapy[J]. Nat Med, 2007, 13(6): 673 - 674.

[127] Yamada K, Yamamiya I, Utsumi H. In vivo detection of free radicals induced by diethylnitrosamine in rat liver tissue[J]. Free Radic Biol Med, 2006, 40(11): 2040 - 2046.

[128] Yu Y, Yang Y, Bian Y, et al. Hydrogen gas protects against intestinal injury in wild type but not Nrf2 knockout mice with severe sepsis by regulating HO - 1 and HMGB1 release[J]. Shock, 2017, 48(3): 364 - 370.

[129] Yusuf S, Dagenais G, Pogue J, et al. Vitamin E supplementation and cardiovascular events in high-risk patients[J]. N Engl J Med, 2000, 342(3): 154 - 160.

[130] Zhai X, Chen X, Shi J, et al. Lactulose ameliorates cerebral ischemia-reperfusion injury in rats by inducing hydrogen by activating Nrf2 expression[J]. Free Radic Biol Med, 2013, 65: 731 - 741.

[131] Zheng X F, Sun X J, Xia Z F. Hydrogen resuscitation, a new cytoprotective approach[J]. Clin Exp Pharmacol Physiol, 2011, 38(3): 155 - 163.

[132] Zheng X, Mao Y, Cai J, et al. Hydrogen-rich saline protects against intestinal ischemia/reperfusion injury in rats[J]. Free Radic Res, 2009, 43(5): 478 - 484.

[133] Zhu Q, Wu Y, Li Y, et al. Positive effects of hydrogen-water bathing in patients of psoriasis and parapsoriasis en plaques[J]. Sci Rep, 2018, 8(1): 8051.

附录一 上海汇康氢医学 研究中心简介

上海汇康氢医学研究中心是一家从事非营利性社会服务活动的社会组织,其主要宗旨是推进氢医学的研究发展水平,为人类应用氢气分子延缓慢性疾病的进程作贡献;是致力于氢医学研究和推广的组织,其工作目标如下:

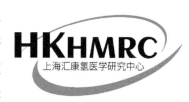

(1) 通过宣传交流,推广氢医学,让更多专家投入氢研究。

(2) 推动企业产品研发,指导氢产品的研发和应用,提供医学咨询。

(3) 促进氢分子医学临床转化,组织开展大规模人群临床试验。

(4) 搭建氢医学研究者与氢企业的沟通桥梁,促进交流、学习互鉴。

中心有多位医学界院士、多家重点医院参与合作,协助医院重点科室承接氢医学相关国家课题、科委专项,推进氢医学研究;有多家合作企业,为企业氢医学推广提供咨询服务,促进氢医学转化。

中心得到国内著名烧伤专家、首次提出"氢复苏"概念的夏照帆院士的大力支持,并与上海交通大学氢科学中心丁文江院士团队建立了密切合作关系。中心在氢医学研究专家、国内氢医学研究领导者、海军军医大学孙学军教授的大力支持和领导下进行了一系列氢医学推广活动。中心的常务理事长于观贞教授长期从事氢在肿瘤领域的相关研究。中心还邀请中国科学院物理研究所吕军鸿研究员作为理事指导工作及把握整个氢医学的发展方向。

附录二 上海交通大学氢科学中心简介

上海交通大学氢科学中心成立于 2019 年 1 月 18 日,是国内首家致力于氢能源、氢医学、氢农学研究的综合性交叉研究平台。氢科学中心集科学研究和人才培养于一体,以前瞻性科学研究为主,兼顾应用基础研究,旨在氢科学领域实现深度融合的学科交叉,实现引领性原创成果及关键共性技术重大突破,最终建成世界一流的氢科学中心和人才培养基地。

中心拥有 1 个交叉科研中心,3 个应用示范基地;汇聚了氢科学领域专家 50多人,其中中国工程院院士 1 名,中青年领军人物及"四青"人才 26 人。研究领域涉及多个重点学科,包括材料科学与工程、机械工程、物理学、化学、信息与通信工程、控制科学与工程、电子电气工程、医学、药学、农学和生命科学等学科。

中心已启动建设研究生课程"氢能技术与材料",课程将拓展至氢医学和氢农学,最终建设成具有交大特色的"氢科学"专业。中心旨在通过氢科学研究培养创新人才,为我国的能源环境转型、生物医药、农业以及社会经济发展提供重要支撑。

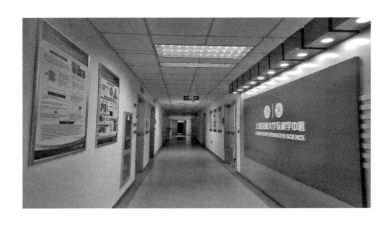

后　记

　　我所在的实验室过去长期从事潜水气体效应研究,对氮气、氧气和氢气的生物学效应早就非常熟悉,对气体研究、使用方法和氢气人体安全性有非常充分的了解,这是我们迅速开展氢气医学研究的重要因素和基础。2007年9月,我们小组开展了氢气治疗新生儿脑缺血缺氧损伤保护的研究,我们很快证明吸入氢气确实对脑损伤具有保护作用,这一研究结果也打消了我们对氢气治疗疾病和如此低剂量可以产生效应的怀疑和顾虑。

　　利用气体医学研究条件,2008年我们率先在国际上建立了氢气生理盐水给氢气的方法,并用新生儿脑缺血缺氧损伤模型证明这种给氢气方法的可行性。随后我们在国内多种场合通过多种渠道进行了氢气医学的宣传。2008年,我在中国科学网站"科学网"撰写博客,先后写出1 000多篇氢气医学相关文章,对宣传氢气医学研究产生了一定影响。2014年,我利用微信公众号"氢思语"继续对氢气医学研究进行宣传,这个阶段的努力对中国氢气医学产业的发展产生了正面作用。

　　早期我们与许多单位先后建立合作关系,给多家单位提供氢气生理盐水和研究技术协助,这是中国学者迅速在氢气医学研究领域有比较多研究论文的重要因素。最早与长海医院等单位合作,开展动物小肠缺血后损伤的研究,很快发现这种生理盐水对小肠缺血引起的小肠运动功能下降、小肠组织细胞凋亡和肺组织炎症具有明显治疗作用。后来与长征医院普外科、麻醉科合作,证明注射氢气生理盐水能治疗急性胰腺炎和脊髓损伤,发现氢气对胰腺炎后胰腺组织炎症反应和细胞损伤都有保护作用。脊髓创伤可导致瘫痪,严重影响患者生活质量,目前没有特别有效的治疗方法,研究发现,在脊髓创伤早期使用氢气生理盐水,可使脊髓损伤后肢瘫痪动物更快恢复走动能力,减少损伤部位的神经坏死细胞。胰头部肿瘤等可导致壶腹部位压迫引起胆管阻塞,导致肝脏胆汁淤积,随后会产生肝损伤、肝硬化、腹水和体重下降。我们与上海东方肝胆外科医院的合作研究发现,在胆管阻塞后连续向腹腔注射氢气盐水,可减少肝脏损伤和腹水,并显著增加动物体重。长期吸烟可以导致慢性阻塞性肺损伤,我们与复旦大学医学院生理学系进行了合作研究,采用慢性吸烟慢阻肺动物模型,证明氢气1周内就可逆转动物肺出血和炎症反应。与中国医科大学第一附属医院神经内科合作,开展阿尔茨海默病的动物模型实验研究,发现氢气可有效治疗动物阿尔茨海默病,其作用与一些影响神经细胞坏死的重要信号通路关系密切。我们与泰山医学院动脉硬化研究所秦树存教授合作,开展氢气对动脉粥样硬化治疗的系列研究,研究发现,注射氢气盐水可以有效治疗因高脂饮食和基因缺陷引起的动脉粥样硬化。与协和医院王友彬教授、北京工业大学马雪梅教授合作开展皮肤移植后损伤保护的研究。与长海医院周义德教授、301医院耳鼻喉科研究所于宁教授合作开展氢水保护噪声性耳聋的研究。

这期间偶然从我母校老师夏作理教授那里听来一个故事,说在几十年前,在山东兖州矿务局鲁南化肥厂,曾经发现一个奇怪现象,许多发生一氧化碳中毒后遗症的患者,只要长期在脱硫(氢气纯化)车间工作,受损的学习、记忆和运动能力都会显著恢复,在其他岗位上的患者则没有这样幸运,这提示氢气对一氧化碳中毒脑损伤可能有作用。在这一故事的启发下,我们开展了氢气治疗一氧化碳中毒迟发性脑病的研究,结果发现氢气盐水可以使一氧化碳中毒后脑神经脱髓鞘改变明显减轻,同时炎症和细胞凋亡显著下降,这篇文章发表在国际著名期刊《重症医学》上。我们还发现,氢气对潜水减压病和慢性氧中毒引起的肺损伤具有预防和治疗效果。我们与一些合作单位签订了口头君子协议,根据协议,许多单位在发表论文时也给我们署名,也有比较客气的单位给我们共同通信作者和单位,这种合作方式让我们获得了大量合作研究论文。

在科学研究领域中,学术交流的重要性不言而喻,但学术交流中最重要的是思想交流。

2007年,日本学者在国际上首先发现小剂量吸入氢气可以治疗中风。氢气本来就是我从事的潜水医学领域长期关注的气体,但过去我们认为氢气如氮气一样,对人体不会产生生物学效应,在验证该成果的基础上,我们马上意识到这一发现意味着在氢气医学效应概念上的颠覆,必将引起学术界的广泛关注。考虑到吸入氢气存在爆炸危险,操作也非常复杂,结合我们过去多年从事气体效应研究的经验,我们尝试将氢气溶解在生理盐水中作为使用氢气治疗疾病的一种方式。初步研究结果证明这种手段非常理想,在证明效果超过呼吸方法的基础上,解决了快速使用氢气治疗疾病的给药方法。开始时,有不少好心的同事和领导善意提醒我,不要把这个宝贝技术告诉别人,因为我们自己的经费、人力和研究条件都很有限,一旦有资源优势的同行涉足这一领域,我们的领先地位将会受到挑战,甚至被别的课题组抢占先机。但我个人认为,学术思路和技术垄断不应该是学术研究的正确态度,而且一旦论文发表,就没有思路和技术垄断的意义。我们在迅速发表数篇论文后,利用学术会议和网络等途径将氢气生理盐水和氢气医学的研究方法和思路进行广泛宣传,这迅速引起国内许多科研机构的关注和兴趣。在这个阶段,我们与国内将近50家实验室形成了合作关系,由于我们提供氢气溶液的制备手段,并在氢气医学效应研究设计上提供建议和指导,许多合作单位在发表论文中都愿意将我们作为共同作者。即使没有建立合作关系,许多与我们进行学术交流过的学者,由于得到过我们的帮助或建议,大部分都会在发表的论文或学术会议上向我们致谢,我们早期发表的论文也增加了更多引用。美国匹兹堡大学的Nakao教授课题组和Loma Linda大学的张和教授课题组都是氢气医学研究领域的领先者,他们的部分工作也得到过我们的建议,他们不仅在一些论文中将我们署名,而且在许多重要学术会议等交流活动中宣传我们的贡献。

短短几年工作,我们已经成为国际上从事氢气医学效应研究最活跃的课题组,发表和联合发表相关学术论文100余篇,受到国际同行的广泛关注和认可,先后被多家学术期刊聘请为副主编和编委。2013年,我们出版了中文专著《氢分子生物学》。2013年以本人为主任委员,成立了国内第一个氢分子康复医学专业委员会,并成功举办了第一届全国氢分子转化医学学术交流会。2014年成立全国学会。2015年我们出版了第一本英文版专著《氢分子生物医学》。对于一个新成长的学术领域,在短短几年时间内,我们能做出这样的成绩,应该是比较成功的。虽然避免不了付出许多辛勤和汗水,但我们早期勇于将技术和思路分享给同行是其中一个重要的因素。